SONIA CASTRO DÍAZ

AUTORA DEL BLOG *CELÍACA POR SORPRESA*

Recetas para niños
CELÍACOS

Dietética y Nutrición • Editorial Arcopress
Directora editorial: Isabel Blasco
Diseño y maquetación: Teresa Sánchez-Ocaña
Corrección ortotipográfica: Maika Cano

Imprime: Gráficas La Paz
ISBN: 978-84-17057-49-7
Depósito Legal: CO-54-2019
Hecho e impreso en España - *Made and printed in Spain*

Para Claudia, mi bebé,
mi pequeña, mi niña,
el motor de mi día.
Amarte más,
no es posible.

TERCERA PARTE

Recetas para nuestros pequeños celíacos

INTRODUCCIÓN

Un año después de que saliese al mercado mi primer libro *Celíaca por sorpresa,* de nuevo estoy delante de mi portátil escribiendo. No me lo esperaba, la verdad, pero muchas veces los sueños se cumplen y de nuevo tengo la oportunidad de acercarme a ti, mi lector.

No sé si habrás leído mi anterior historia, aquella en la que conté cómo me diagnosticaron la enfermedad celíaca y el cáncer de intestino delgado contra el que luchamos; si es así, entonces sabrás que la historia tuvo un final feliz. A día de hoy estoy limpia y con una niña preciosa. Y de niños y de maternidad trata esta nueva historia.

En este libro voy a desnudarme un poquito más si cabe. En una primera parte voy a hablarte de mi embarazo, de la realidad de mi embarazo, de cómo lo viví y lo sentí siendo primeriza, de lo bueno, de lo no tan bueno, de lo mejor, del parto, del día a día y de todo lo que llega cuando tienes a un recién nacido en casa.

Lo que plasmo es mi experiencia real, mi perspectiva, mis sentimientos, mis miedos, mis dudas… y está relatado sin ninguna intención de ofender ni molestar, al contrario, ojalá te pueda ayudar, aunque también comprendo que no se entienda mi punto de vista y me critiquen. Si es así, bienvenido sea.

Es sabido que la enfermedad celíaca y la intolerancia al gluten son causas importantes de infertilidad y de abortos espontáneos, de hecho hay una conexión entre la sensibilidad al gluten y la infertilidad.

Algunos estudios indican que el 8% de las mujeres con infertilidad también pueden tener enfermedad celíaca. Actualmente, los médicos no piden ningún test de intolerancia al gluten a las mujeres que están intentando quedarse embarazadas, como tampoco se pide ningún test de anticuerpos tiroideos, déficit de vitamina D u otros problemas comunes de infertilidad.

Por la tanto, si eres celíaca y te estás planteando ser mamá, o ya estás buscando el bebé, no tengas miedo, tranquila, que sepas que entre las mujeres celíacas que sí siguen de manera correcta la dieta, un amplio estudio poblacional reciente no ha encontrado diferencias en la infertilidad con la población general. Ánimo y continúa ya que en cuanto la enfermedad celíaca se controla y la paciente lleva una dieta sin gluten normal, los riesgos del embarazo son exactamente los mismos que los de la población general.

El problema podría estar en las personas celíacas no diagnosticadas y que no hacen dieta sin gluten. Aquí sí es más frecuente una menarquía tardía (aparición de la primera regla después de los 16 años) y amenorrea (ausencia de regla), lo que reduce el periodo fértil en que pueden ser madres. Abortos recurrentes y espontáneos, problemas de crecimiento intrauterino retardado (CIR), partos prematuros, bebés que nacen con bajo peso, una menopausia precoz y dificultades para la fecundación.

La mala absorción intestinal, propia de la enfermedad celíaca sin tratar, puede dañar el tejido trofoblástico (que luego se convertirá en la placenta). Esto hace que tanto la implantación del embrión como su desarrollo se vean dificultados. Por este motivo, en las mujeres celíacas sin diagnosticar hay un mayor riesgo de abortos de repetición, un 15% frente a un 6% en la población general.

Además, una enfermedad celíaca no tratada puede ocasionar en la mujer dolor pélvico crónico de origen desconocido, dismenorrea (dolor en la menstruación) y dispareunia (dolor durante el coito). Igualmente, por el proceso de malabsorción de los nutrientes y fármacos que se produce cuando una mujer celíaca toma gluten, puede comprometerse la eficacia de los anticonceptivos orales.

En estos casos, sí que convendría considerar la eliminación del gluten e intentar que tu médico te pida un examen exhaustivo de anticuerpos lo antes posible.

Sigamos hablando del libro. En la segunda parte, los niños celíacos van a ser los protagonistas. Mi hija también es celíaca (que caprichosa es la genética, ¿verdad?). La niña tenía «papeletas» lo sabíamos. Éramos conscientes de que podría pasar, así que esta vez no me pilló por sorpresa, su diagnóstico llegó justo al cumplir los dos años.

Ya al final, la tercera y la última parte del libro son recetas para toda la familia, pero orientadas, de forma especial, a nuestros pequeños celíacos, platos fáciles, sencillos, prácticos y ricos.

Hasta aquí esta pequeña introducción. Ponte cómod@, a partir de ahora déjate llevar, para conocerme un poquito más si cabe, ¿me acompañas?

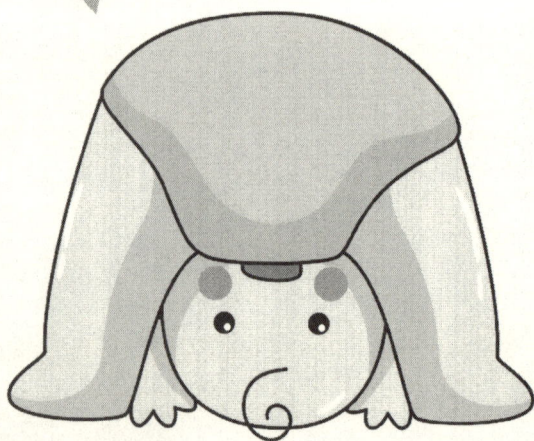

PRIMERA PARTE

BIENVENIDA, CLAUDIA

■ Septiembre de 2015

Agencia Matrimonial, 19:30 h de la tarde.

—Perfecto Alberto, apuntado queda, te dejo ya que en breve me marcho a casa. Y ya sabes que cuando tengamos una nueva persona que presentarte, te volveré a llamar. A ver si hay más feeling la próxima vez. Cuídate.

Minutos más tarde, tras colgar el teléfono, apagar el ordenador, cerrar la agenda y levantarme de la silla, me siento de nuevo porque todo me da vueltas.

Pero ¡qué mareo!, ¡qué mal cuerpo tengo así de repente!
¿Será una bajada de tensión?, uy, ¡qué ganas de vomitar! Ay, ay,
ay, necesito ir al baño ya, uy, uy, que no llego…

Después de un buen rato con el estómago completamente vacío, tras echar los frutos secos que había tomado un rato antes, ya me encontraba mucho mejor.

¿Me habré contaminado? No puede ser, no he cambiado de
marca y son sin gluten, son los que siempre compro y nunca me
habían caído mal. Qué raro… ¿no será otra cosa?, ¿y si estoy
embarazada?, ¿tan rápido? Apenas llevamos un par de meses
intentándolo, sería una suerte… no sé, no sé…

—Hola cariño, estoy saliendo de la Agencia. Estoy rara, acabo de vomitar, pero ya me encuentro bien; lo he estado pensando y voy a pasar por la farmacia antes de subir a casa. Voy a comprar un test de embarazo, ¿te imaginas que lo estamos? La verdad es que aún no me ha venido la regla este mes, son pocos días de retraso lo sé, y seguro que da negativo, pero así me quedo tranquila. Nos vemos en casa. Un besito.

En el autobús no dejé de pensar cómo pedir la prueba en la farmacia; estaba deseando llegar ya para saber el resultado.

Una vez en casa, encontré a Javier muy tranquilo y convencido de que el test sería negativo ya que no creía que la suerte estuviera de nuestra parte; de hecho, sin ninguna prisa, me dijo que esperara a la primera orina de la mañana siguiente que según había leído, era lo más fiable.

—¿Esperar a mañana? No, no, no, lo hacemos ahora. Total, si sale que sí cuánto antes saberlo, mejor. Tras lo mal que me he sentido esta tarde en la Agencia, llámame loca, pero yo creo que va a dar positivo, eso es lo que siento.

Ya decididos, tras poner la muestra en la prueba y con un fuerte gusanillo en el estómago, colocamos el test boca abajo en el lavabo y esperamos pacientemente. Resultado final: Embarazada +3.

Pestañeo, vuelvo a pestañear, risa nerviosa, me siento, empiezo a temblar y de repente las lágrimas sin ningún control empezaron a brotar cual catarata.

—¡Lo sabía! Cariño, enhorabuena, vamos a ser padres.

Como he explicado al principio del libro, si eres celíaca, sigues de forma correcta la dieta sin gluten y estás embarazada, estate tranquila. No tiene por qué ocurrir nada inesperado durante tu embarazo, una dieta sin gluten no tiene ninguna repercusión negativa sobre el crecimiento y desarrollo fetal, al contrario, si haces bien la dieta, tú estarás bien y tu bebé también. No hacer la dieta sin gluten, siempre es lo incorrecto.

En lo que sí tenemos que tener mucho cuidado es en no saltarnos nunca nuestra dieta sin gluten, tener el mismo rigor con las posibles contaminaciones cruzadas y, sobre todo, recibir todos los suplementos necesarios que le pueden faltar al feto, folatos, yodo y vitamina B12, al igual que cualquier otra mujer embarazada. Recuerda, nuestro tratamiento es la dieta sin gluten, así que saltársela es lo que sí podría acarrear problemas.

Además es especialmente importante que las embarazadas celíacas tomen suplementos que contengan hierro. Ya sabemos que las mujeres celíacas somos más propensas a sufrir anemia ferropénica, por esto el hierro es fundamental. En la actualidad, la gran mayoría de los complejos alimenticios polivitamínicos del embarazo están exentos de gluten y vienen perfectamente etiquetados. Ante cualquier duda, pregunta siempre en tu farmacia antes de consumirlo.

Durante cada trimestre del embarazo no te harán pruebas especiales, ni diferentes, y los controles serán los mismos que el de una mujer embarazada no celíaca.

De esta forma, con el aporte correcto de nutrientes, el feto se desarrollará correctamente y tendrás un embarazo normal.

Lo único que los celíacos debemos saber y tener claro es que nuestro bebé puede también desarrollar o no la enfermedad celíaca debido a la carga genética que hereda de sus padres celíacos. Esto es como jugar a la lotería, puede que sí le toque, puede que no, ya llegará. No adelantemos acontecimientos.

■ Primer trimestre de embarazo (Semana 1 - Semana 13)

Los tres primeros meses de embarazo decidimos ser prudentes y contarlo únicamente a nuestros padres y hermanos. Durante las primeras semanas es cuando hay más riesgo de que la cosa no vaya bien y pensamos que era lo más correcto teniendo en cuenta además que éramos primerizos (el 75% de los abortos ocurren durante el primer trimestre). No fue hasta la semana 14 cuando nosotros dimos vía libre para contarlo abiertamente al resto de personas.

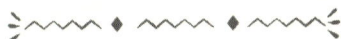

$$\gtrsim\!\!\sim\!\!\sim\!\!\blacklozenge\!\!\sim\!\!\sim\!\!\blacklozenge\!\!\sim\!\!\sim\!\!\lessgtr$$

Lo primero que os explicarán es que el embarazo no dura nueve meses como todo el mundo cree. No te equivoques, el embarazo completo son cuarenta semanas; de esta forma, a partir de ahora, todo lo medirán y cuantificarán por semanas. Te harás un lío contando, sumando, calculando, recalculando… tranquilos, tu cabeza se terminará acostumbrando.

Esos primeros meses estuvieron llenos de nervios, de visitas a una nueva ginecóloga, de ecografías, análisis de sangre, ácido fólico, suplemento de hierro… y de visualizar poco a poco el cambio de vida que ya era toda una realidad.

Millones de dudas y preguntas se cuelan en tu día a día: ¿estará sano?, ¿saldrá todo bien?, ¿será niño?, ¿niña?, ¿habrá complicaciones por mis anteriores operaciones?, ¿sabremos educarlo?, ¿y el parto?, ¿sanidad pública?, ¿sanidad privada?, ¿ambas?...

Y aparecen las primeras sensaciones físicas, no solo positivas; que no os engañen, futuros mamás y papás... empiezas a tener un sueño que no es ni medio normal, que te agota y obliga a tumbarte en el sofá en horario mucho antes que el infantil. Además del sueño y del cansancio, que hacen que a última hora de la tarde parezcas un muñeco de trapo, también pueden aparecer las incómodas náuseas (y no solo por las mañanas), el asco hacia determinados olores y comidas que antes te encantaban y los vómitos incontrolables.

Parece que tienes superpoderes especiales ya que tu nariz detecta a muchos metros de distancia aromas que a veces no son nada agradables.

No te apetece comer prácticamente nada y cuando no estás durmiendo por culpa del sueño invasor, evitas cocinar para no vomitar.

Mis primeras semanas solo toleraba bien el melón, la ensalada de tomate, el pepino aliñado con sal y el huevo cocido. El rechazo que sentía por las gulas y por algún perfume fuerte determinado lo recuerdo insoportable. Hay pastillas para las náuseas que suelen venir bien, en mi caso sí ayudaron.

Las visitas al baño se hacen más habituales de lo normal, sobre todo por la noche (el útero crece de tamaño, este presiona la vejiga y la orina necesita salir con más frecuencia), tienes mucho más calor que antes, los pechos te duelen (no te molestan, te duelen), tu cuerpo empieza a engordar y a ensanchar y pasas del llanto a la risa y de la risa al llanto en minutos y sin explicación alguna por culpa de la «fiesta» hormonal. ¡Qué maravilla!

Considérate afortunada si has pasado la toxoplasmosis y puedes tomar embutidos y carnes poco hechas. En mi caso no lo fui. Si fumas te tocará dejarlo unos meses; mi consejo es que te plantees en serio continuar sin fumar aprovechando esta situación de cambio. Olvídate de tomar alcohol, quizá una copita de vino para brindar muy de vez en cuando; y empieza a reducir al máximo los niveles de cafeína.

Si no sabéis lo que es el citomegalovirus y la listeriosis, tranquilos, a partir de ahora lo sabréis.

■ Segundo trimestre de embarazo (Semana 14 - Semana 27)

Después de los tres primeros meses viene una etapa algo más tranquila. Lo normal es que en el segundo trimestre de embarazo desaparezcan las náuseas, empieces a recuperar el apetito, a sentirte menos cansada y a notar algo más de energía. Habrá días que te sentirás eufórica, de muy buen humor y con un montón de ganas de hacer cosas.

Pueden aparecer los clásicos antojos, que yo los recuerdo como el deseo repentino, muy fuerte e irracional, por comer cierto alimento. Yo tuve fijación por la crema de cacao, sí has leído bien, leche, cacao, avellanas y azúcar… todo bien mezclado y untadito en pan (por supuesto sin gluten) y además de madrugada. Ya te adelanto que engordé quince kilos (y con control de peso), menos mal que los antojos luego desaparecen.

Hay una ecografía muy importante en torno a la semana 20. Gracias a ella se pueden descartar diferentes complicaciones y a nosotros fue donde nos confirmaron que el bebé era una niña.

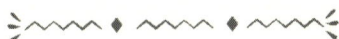

≥〜〜 ♦ 〜〜 ♦ 〜〜≤

La verdad es que nuestra mayor prioridad era que el bebé estuviera sano y que fuera yendo todo bien, así que, aunque suene a tópico, porque es algo que se escucha siempre, tras nuestro pasado médico, te aseguro que ni tópico, ni nada, esa era de verdad nuestra prioridad principal. Después, Javier y yo nos planteamos ambas posibilidades, viendo las dos como positivas. Teníamos varios nombres que nos gustaban para ambas opciones: Claudia, Alba, Noa, Adrián, Hugo… Aquí mi conexión e intuición de madre falló y mucho, y es que yo sentía que el bebé era un niño…

—Os lo confirmo, es una niña.

—¿Seguro doctora? Seguro familia, aquí se observan los genitales muy bien, no hay duda.

—¿Una niña? Bienvenido el rosa y los lazos, se llamará Claudia.

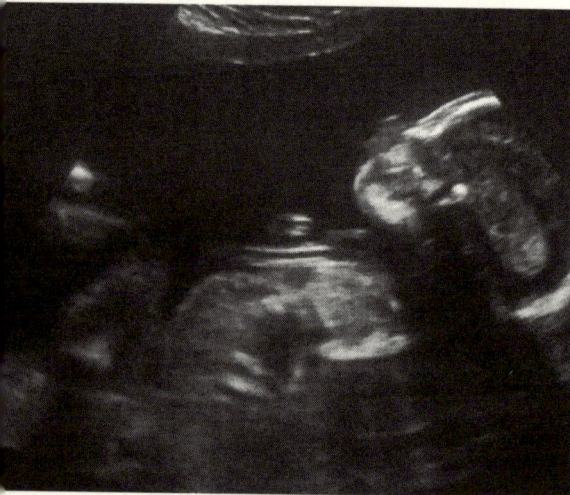
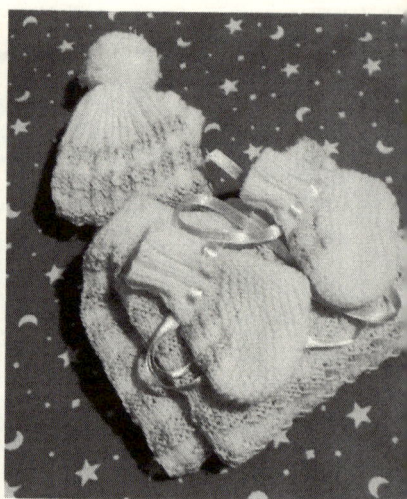

Puedes tener despistes, olvidarte de cosas básicas sin importancia o de otras realmente importantes: meter ropa de la lavadora en la nevera, olvidarte la cartera en la tienda después de pagar, poner el lavavajillas sin detergente... esto también es normal, no solo te pasa a ti. La cosa después mejorará.

Sí o sí tendrás que cambiar de talla de sujetador. El cuerpo humano es una máquina perfecta, y en esta fase el pecho se hace mucho más grande, las células productoras de leche y conductos latentes aumentan de tamaño y se generan otros nuevos para llenarse y poder alimentar al pequeño cuando nazca.

Y no solo tendrás que cambiar de talla de sujetador, también necesitarás ropa más grande, sobre todo si no es tu primer embarazo. El cuerpo ensancha, engorda y no entrarás en tus vaqueros, y mucho menos en esos vestidos rectos y minúsculos. Mi consejo es que primero preguntes a amigas o familiares; si la fecha de embarazo ha coincidido y te pueden dejar algo pues fenomenal. Piensa que es ropa que utilizarás muy poco tiempo, no se estropea casi nada y así evitarás ir, mirar, probar y gastar.

Los lunares y verrugas son parte del cuerpo, así que si tú engordas, ellos también lo harán. Puede que cuando te mires al espejo te parezcan enormes y gigantes de repente, pero es un aumento proporcional, eso sí, después hay muchos que no vuelven a su tamaño original, sobre todo los lunares tipo *nevus*, te lo aseguro. Mala suerte. Pero tranquila, si no te sientes cómoda con su tamaño o te llegan a molestar, dentro de unos meses podrás eliminarlos con láser de manera cómoda e indolora.

En este trimestre te controlarán mucho más el peso que al principio. En la actualidad no es nada aconsejable engordar mucho, comer sin fin y atiborrarte a guarrerías y caprichos con la excusa de que tienes hambre durante el embarazo.

Tendrás que ser razonable y tener cuidado con el azúcar. Te harán la prueba de la glucosa, que básicamente consiste en un pinchazo en ayunas a primera hora de la mañana y otro una hora después, tras tomar un líquido naranja muy dulzón que es glucosa pura, para ver como lo asimila tu organismo. Si está elevada y fuera de los límites te volverán a pinchar pasadas dos horas y también a la tercera hora. De esta forma, sabemos cómo de bien o de no tan bien trabaja la insulina. Si hay dos valores elevados seguramente te manden dieta y controlar el azúcar en casa y fuera de ella.

En mi caso salió elevado solo el primer resultado, pero por mis antecedentes quirúrgicos (si has leído mi primer libro, sabrás que no tengo la cabeza del páncreas, si no lo has leído aún ya estás tardando en ir a comprarlo;)) no me libré y tuve que hacer tratamiento y dieta estricta de diabetes gestacional. Aquí le dije adiós para siempre a mi fiel compañera y amiga nocturna, la crema de cacao.

En estos meses lo normal es que empieces a recibir regalos y a tachar cosas de una lista interminable de objetos y utensilios que aparentemente necesitarás y que si eres primeriza seguramente no habrás escuchado antes: esterilizador, sacaleches, sacamocos, cojín de lactancia, moisés, mini cuna, humidificador, muselina, ranita, luz quitamiedos, ¿miedo? (eso es lo que sentía yo pensando en todo lo que se nos venía encima…) cámara «vigilabebé», chichonera, cojín antivuelco, ¿perdón? Y este idioma desconocido para mí hasta ahora, ¿quién lo ha creado?

Si todo va bien, empezarás a notar pequeños movimientos dentro de tu tripa y puede que ocurra con más frecuencia por la noche. No son gases, no son lombrices, no es ningún parásito, no te asustes, ¡es tu bebé!

Solo una vez durante todo el embarazo tuvimos que acudir a urgencias. Fue en este segundo trimestre, ocurrió en el mes de enero. Justo la semana después del día de Reyes, el motivo fue un dolor muy fuerte y repentino que me obligaba a tumbarme cada cierto tiempo y se irradiaba a la zona lumbar. Todavía no había tenido contracciones, así que por si acaso la cosa era importante, decidimos no esperar e ir al hospital.

Tras hacerme una ecografía y comprobar que el cuello del útero no estaba borrado (aquí te adelanto que el útero tiene cuello y durante el embarazo se va borrando, hasta llegar a desaparecer, increíble pero cierto), la visita al hospital se quedó en un susto. En los monitores se vio perfectamente que la zona en la que sentía el dolor era donde Claudia tenía su pie derecho apoyado y cuando daba patadas y lo movía tocaba una zona más sensible, que era lo que a mí me dolía tanto. Varios días después, cuando la niña cambió de postura, el dolor desapareció por completo. Menos mal.

Algo común en este segundo trimestre del embarazo, y de lo que yo sí me libré, es el dolor y sangrado de encías, la congestión nasal y el aumento en el flujo vaginal, todo debido al aumento de la progesterona, de los estrógenos y de la presión sanguínea. Si ocurre, tendrás que tener paciencia, tener provisión extra de pañuelitos de mano y cuidar más si cabe tu higiene bucal y tu higiene íntima para evitar posibles infecciones.

En esta etapa también, la mayoría de embarazadas notamos que el pelo mejora considerablemente. Es como si de repente se hiciera más tupido, ganara cantidad, fuerza y brillo. Lo mismo puede ocurrir con el aspecto de tu piel, se puede volver más lisa, más tersa y más brillante, de ahí la típica frase de que las embarazadas están más guapas y más radiantes.

Otro de los controles normales en esta etapa del embarazo es el tiroides. Hay veces que puede fallar. ¡Bingo! de nuevo me tocó en los controles rutinarios. Lo tenía tan al límite que finalmente me mandaron una pastilla cada mañana para regular la glándula.

■ Tercer trimestre de embarazo (Semana 28 – Semana 40)

Como os he comentado antes, en este período me pusieron a dieta por diabetes gestacional. El endocrino te explica en qué consiste y te da las pautas a seguir para controlar tus niveles de azúcar en sangre. En mi caso, me pautaron una dieta de 2.000 kilocalorías al día. Mi rutina consistía en pincharme cada mañana en ayunas, anotar el valor, desayunar y después pincharme de nuevo una hora después del desayuno; si los valores se mantenían dentro de los límites significaba que estaba haciendo bien la dieta. Yo intenté ser muy estricta y no necesité más.

GLUCOSA	VALORES NORMALES
En ayunas	Igual o inferior a 95 mg/dL
Después de una hora de haber comido	Igual o inferior a 140 mg/dL
Después de dos horas de haber comido	Igual o inferior a 120 mg/dL

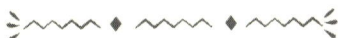

Mi dieta consistía en hacer cinco comidas al día, sustituyendo azúcar por edulcorante, tomando leche desnatada, evitando bollería industrial, rebozados, fritos, harinas y salsas preparadas; podía tomar como máximo un refresco sin azúcar al día y debía de ser muy exacta con el peso de las comidas. También tendrás que seguir siendo muy cuidadosa y estricta con la dieta sin gluten. Bebía al menos dos litros de agua al día y no me podía pasar de tres cucharadas soperas de 10 ml de aceite de oliva al día, como máximo. He de confesar que en este punto pasé hambre, sobre todo a media mañana antes de comer y por la noche tras la cena.

También me pautaron hacer treinta minutos de ejercicio al día. Nosotros salíamos a pasear por la tarde, caminábamos por suelo sin mucha pendiente y a un ritmo prudencial. Ya al final del embarazo, cuando las contracciones empezaron a aparecer, el ritmo de los paseos fue disminuyendo y me tenía que parar de vez en cuando por culpa del dolor.

Es posible que estas semanas tengas mucho dolor de espalda e incluso padezcas de la tan famosa y temida ciática, esto es un verdadero incordio. Ocurre cuando el útero, en constante crecimiento, presiona el nervio ciático (nervio más grueso del cuerpo, que recorre la zona lumbar y parte posterior del muslo, la pierna y el pie). De esta forma, notarás dolor, debilidad, entumecimiento y hormigueo en toda la zona.

Si decides acudir a las clases de preparación al parto, este es el momento. Nosotros empezamos a partir de la semana 32 y fuimos al centro de salud más cerca de casa, en el que tenemos a nuestra médica de familia y enfermera habitual. Lo primero que recuerdo fue una cita con la matrona de allí en la que me hizo un cuestionario básico, un chequeo rutinario y ya nos apuntó en un grupo de tarde (por lo visto es algo muy demandado).

Las clases eran una vez por semana, durante ocho semanas, y duraban dos horas cada día. La primera hora solo íbamos las mamás para realizar sobre unas colchonetas ejercicios de respiración, estiramientos, algo de gimnasia moderada, ejercicios para mejorar el suelo pélvico… y contarnos de forma más íntima y cercana las posibles novedades, miedos o inquietudes que iban surgiendo. Tras esa primera hora, bajábamos a otra sala mucho más grande, y durante otra hora más, en la que ya se podían sumar las parejas, maridos, padres u otros familiares, nos enseñaban algo de teoría y hacíamos actividades grupales entre todos y mucho más prácticas.

Un día nos enseñaron a bañar un muñeco, cogerlo con cuidado y quitarle los gases; otro día vimos un video de un parto real (cuidado aquí los aprensivos e hipocondríacos); otro día se centraron en la lactancia materna y nos dieron pautas para un correcto enganche; otro día hablamos de la llegada a casa con el bebé y de la depresión posparto; y así, terminabas empatizando con el resto de parejas y acostumbrándote a lo que pronto llegará a casa, tu bebé. Yo sí recomiendo acudir a las clases si dispones de tiempo y, sobre todo, si eres primeriza. Considero que son positivas, seguramente aprendas cosas nuevas y hasta puedes llegar a hacer buenos amigos; nosotros seguimos viendo y quedando de forma habitual con una de las parejas que allí conocimos y con la que hemos congeniado muy bien.

En las últimas semanas de embarazo el ritmo intestinal se ralentiza y puede aparecer el tan incómodo y desagradable estreñimiento. Yo no me libré; por más agua e infusiones que bebiera al día, por muchos paseos diarios que diera, por más fibra que tomara, no conseguí mejorarlo, así que con el estreñimiento, también tuve el placer de conocer a sus «hermanas pequeñas», las hemorroides, y comprendí en primera persona el significado de las famosas frases de tv, «sufrirlas en silencio» y «es como si encogieran». Mi ginecóloga me recetó unos polvos para diluir y tomar con las comidas y una pomada para el dolor, pero nada, la cosa siguió igual y el momento en el que tocaba ir al baño se hacía insoportable. Las hemorroides también están relacionadas con el excesivo aumento de peso del final del embarazo, así que hasta que Claudia no estuvo físicamente con nosotros, no dejé de sufrirlas.

También al final del embarazo, debido al aumento de peso y a la retención de líquidos, es bastante probable que tus piernas y tobillos crezcan mucho más. Si antes los notabas inflamados, ahora es posible que los veas sin forma, los sientas muy pesados y no seas capaz de reconocerlos. Intenta caminar mucho, llevar calzado cómodo, darte baños fríos, ponerlos en alto habitualmente e intentar levantarte y pasear un rato si tienes que estar durante mucho tiempo sentada. Aquí me considero afortunada, mis piernas y tobillos finos nunca perdieron su forma y lo único que necesité fue unas plantillas de talón que utilicé en mis deportivas habituales durante las últimas semanas.

Entre las semanas 35 y 37 del embarazo te mandarán otra prueba que yo ni sabía que existía: el exudado vaginal y rectal. El día que decidas hacértelo te tomarán muestras de tus zonas bajas, con ayuda de un aparato similar a un bastoncillo de los oídos, (tranquila, es muy rápido y no duele) para descartar posibles infecciones vaginales.

Si el resultado es positivo, significa que hay bacterias de tipo estreptococo campando a sus anchas por la zona y te recetarán antibióticos para evitar la posibilidad de contagio al bebé a través del canal del parto. El resultado del exudado tiene una validez de cinco semanas aproximadamente, a partir de la toma de la muestra, por lo que, si el parto no se produce en este lapso de tiempo, la prueba deberá repetirse. Así que no tengas demasiada prisa por hacerla.

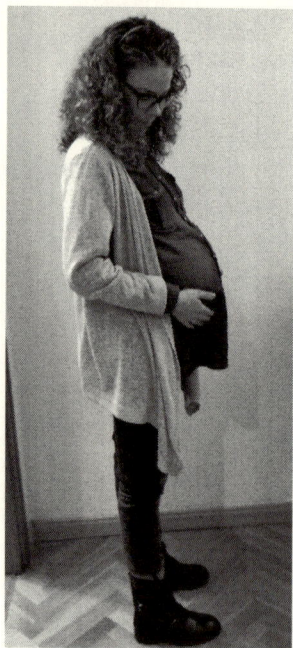

Otra cosa nueva para mí y que conocí en nuestras clases de preparación al parto es lo que se llama el tapón mucoso. Aluciné la primera vez que supe de su existencia; se trata de un tapón de moco que durante el embarazo se desarrolla y se aloja en el cuello del útero para bloquear el canal cervical. Su trabajo es proteger tu útero de bacterias y agentes patógenos no deseados que podrían entrar; por eso, cuando el embarazo va llegando a su fin lo expulsamos. Hay mujeres que saben que lo expulsan, hay otras que no son conscientes y les pasa inadvertido. En mi caso ocurrió varias semanas antes de que saliera de cuentas y sí lo tuve claro. Cuando ocurre piensas: «¿Y si se adelanta el parto y por eso mi tapón me ha abandonado?». Tranquila, ambas cosas no van de la mano, expulsarlo no indica ponerse de parto.

En este punto necesitarás ayuda sí o sí para cortarte y pintarte las uñas de los pies, lo mismo ocurrirá para atarte los cordones de las zapatillas y si eres de las que te depilas con cuchilla, con maquinilla eléctrica o te haces la cera en casa, será misión casi imposible. Hazte con un espejo para ayudarte porque cuando bajes la cabeza no verás nada por debajo de tu tripa.

El insomnio o la dificultad para dormir suele aparecer también (si no lo ha hecho antes) en este momento. Aquí todo suma: no encontrar una postura cómoda en la que relajarte en la cama, despertarte muchas veces con ganas de ir al baño, los movimientos del bebé o que le dé un ataque de hipo, sentir hambre, tener ardor de estómago, el dolor de espalda debido al peso, pasar calor, darle vueltas a la cabeza pensando y pensando en todo lo nuevo que vais a experimentar... ¿Mi consejo? Sal de la cama, busca una postura cómoda, quizá en el sofá, quizá en otra habitación, e intenta hacer algo de lo que disfrutes, leer, ver una serie de TV, mirar ropa en Internet, escuchar música, ponerte la radio, darte una ducha... intenta relajarte y no empeñarte en conciliar el sueño, no lo conseguirás... Muchas noches las pasé yo hasta las tres de la mañana viendo series de TV y mirando recetas sin gluten en diferentes blogs. De repente, cuando no lo buscas, el cansancio aparece y finalmente el sueño entrará en escena.

■ Llegó la hora...

Las últimas semanas de embarazo se te hacen eternas, parece que los días son más largos, las noches interminables y si además has cogido la baja y no trabajas fuera de casa, puede que hasta te aburras y sientas que nunca llegará el momento cumbre. Tranquila, no tengas prisa, intenta descansar y no hacer nada, porque ese estado de mirar al techo tumbada en el sofá, sin ruido de fondo, es complicado que lo vuelvas a experimentar en meses futuros.

En este momento ya notarás las famosas contracciones de Braxton-Hicks (que son contracciones poco intensas, espaciadas en el tiempo y que se aguantan perfectamente) y tendrás que acudir también a monitores para comprobar los latidos del corazón del bebé y que su actividad es la normal.

A partir de la semana 40 se dice que se «sale de cuentas»; en esa fecha el bebé está perfectamente desarrollado y si aún no ha llegado, se le esperará impacientemente. Nosotros teníamos cita para ingresar e inducir el parto justo esa semana, hasta que a las cinco de la mañana empecé a notar algo de líquido en la cama.

—Cariño, creo que en sueños no he aguantado y me estoy haciendo pis. (qué raro, sigue saliendo).

—Javi, despierta, ¡he roto aguas!

En ese momento vi que la cosa no era extrema, así que nos tranquilizamos, teníamos todo listo por si esta situación ocurría: me di una ducha, nos vestimos y pedimos un taxi. Recuerdo haber leído que cuando se rompe la bolsa, la cantidad de líquido que se pierde va en aumento con el tiempo, así que cogí una toalla de baño grande por solidaridad con la tapicería del taxi. Y menos mal que lo hice, porque cuando llegué al mostrador de las urgencias del hospital la situación era líquido sin control cayendo por mis piernas. Tras una rápida exploración por parte del ginecólogo de guardia y con la señora de la limpieza literalmente pasando la fregona tras mis pies, me sentaron en una silla de ruedas y me llevaron directa a la sala de dilatación ya que el líquido estaba algo manchado y ya iba varios centímetros dilatada.

A Javi le mandaron a la habitación para dejar las maletas y a los veinte minutos le recuerdo a mi vera, con un gorro verde desechable en la cabeza, nervioso pero muy ilusionado porque pronto veríamos la carita de Claudia sin ecógrafos de por medio.

Pasamos varias horas muy tranquilas, las contracciones eran soportables, dolían, pero después el dolor remitía y daba tiempo de sobra a recomponerte. La cosa cambió cuando las contracciones fueron subiendo de intensidad; en ese momento mi tensión arterial bajaba de forma proporcional, así que cuanto más fuerte era la contracción, más me bajaba la tensión, notaba que me desvanecía, me ayudaban a ponerme de lado, me abanicaban y como ya estaba bastante dilatada, dieron vía libre a la epidural, así el dolor desaparecería y la tensión baja no sería un problema.

Los minutos que pasaron desde que me dijeron que vendría el anestesista para pincharme hasta que apareció por la puerta se hicieron eternos. Yo solo pensaba:, «Por favor, que venga ya, pero ¿por qué tarda tanto?, ¿se habrán olvidado de mí?». Y con cada contracción salían por mi boca tacos sin control y apretaba la mano de Javi como si eso hiciera que el dolor se fuera. Juro que intenté hacer los ejercicios de respiración que te enseñan en las clases de preparación, de hecho, los hice y al principio iba bien, pero al final ni ejercicios ni nada, perdí el control y cual yonqui desesperada solo quería una cosa ¡¡Mi anestesia!!

Tras el pinchazo todo se ve diferente (admiro tanto a las mujeres que dan a luz sin anestesia, son unas súper campeonas)... el dolor desapareció y de nuevo tu humor mejora.

Javi salió a comer, yo «wasapeaba» de vez en cuando; ahora solo faltaba que la cabeza de la niña se pusiera en posición para empezar con los pujos (esto también lo aprenderás en las clases) y apretar con las contracciones.

Pasaban las horas y nada de nada, yo empuja que te empuja en cada contracción; nos dieron las 17:00 h y la cosa igual. Varias veces entraron a explorarme y varios médicos diferentes... y ya sobre las 18:00 h me dijeron que parecía que la niña se había encajado. Las caras se pusieron mucho más serias y nos explicaron que no iban a esperar más porque podía haber riesgos para Claudia, así que lo que no queríamos que llegará nos tocó, «buenas tardes cesárea», me llamo Sonia.

Me dieron un chute extra de anestesia, mis pulsaciones se elevaron por los nervios y en cuestión de diez minutos me tenían en una camilla de quirófano rasurada y lista para sacar a Claudia. Ese fue el momento de más nervios. Mi miedo era que la niña, tras tanto tiempo dentro, tuviera algún problema, pero no, al poquito me la enseñaron y yo solo vi un bebe manchado, con los ojos cerraditos muy achinados, con manchas rojitas de la presión sufrida y de los esfuerzos y con la cabeza llena de pelo negro. El anestesista me explicó que todo estaba bien, que estuviera tranquila, la niña y yo estábamos perfectas.

Como pude le di un besito y muy emocionada le dije que se la llevaran a su padre, después me cosieron pausadamente, una pediatra se acercó y me tranquilizó de nuevo diciéndome que Claudia estaba perfecta, y me llevaron a otra sala donde pasé una hora recuperándome con un chute de calmantes puestos en vena.

■ Test de Apgar

El test de Apgar es una primera valoración que se le hace al bebé al nacer y que tiene como objetivo detectar posibles problemas de manera rápida y poco molesta para el bebé. Es rápida, porque si hay algún problema hay que actuar cuanto antes, y poco molesta, porque si todo es normal no hace falta hacer sentir mal al bebé en un momento de valoración.

Se llama así por su creadora, Virgina Apgar, una médico estadounidense especializada en pediatría y anestesia, que en 1953 desarrolló dicho método y lo publicó con el fin de poder evaluar rápidamente el estado de los recién nacidos. Gracias a ella, y a su test, muchos bebés han salvado la vida al poder detectarse de manera prematura cualquier problema que, de no verse, podría ser fatal unos minutos u horas después del parto.

El test de Apgar se hace en dos ocasiones para ver la evolución del bebé: al minuto de nacer y, después, a los cinco minutos. Es una escala con la que se mira el ritmo cardíaco, la respiración, el tono muscular, los reflejos y el color del bebé.

El test se divide en cinco secciones o preguntas que puntúan del 0 al 2. Una vez realizado se suman los puntos, que en la mayoría de las ocasiones es de 8 a 10 puntos en el primer minuto de vida. En caso de que, en ese momento, al minuto, el Apgar sea de 5 a 7, es posible que se deba a problemas de aporte de oxígeno durante el parto y entonces los profesionales le aplicarán una fuente cercana de oxígeno y probablemente lo sequen con una toalla de manera relativamente vigorosa con el fin de motivar al bebé a respirar más fuerte. Con ambas intervenciones la puntuación debería ser de 8 a 10 a los cinco minutos.

	0	1	2
RITMO CARDIACO	No hay ritmo cardiaco	Menos de 100 pulsaciones por minuto	Más de 100 pulsaciones por minuto
RESPIRACIÓN	No hay respiración	Respiración lenta e irregular	Respiración correcta, buena o llanto
TONO MUSCULAR	El bebé está flácido, sin tono muscular	Si hay algo de tono, por ejemplo, flexiona un poco las extremidades	El bebé se mueve activamente
REFLEJOS (Respuesta a algún estímulo relativamente molesto, tocarle la planta de los pies, aspirar un poco la nariz...)	No hay respuesta	El bebé hace muecas o gesticula	Hay gesticulación y llanto, o tose o esturnouda
COLOR DE LA PIEL	Color azulado o pálido	Color rosado pero las manos y los pies están notoriamente azulados	Todo el bebé está sonrosado

Una vez realizado el test, se suman los puntos y en función de la puntuación se decide qué hacer. La mayoría de los bebés tienen una puntuación máxima de 9 al minuto de nacer, porque todos tienen aún las manitas y pies muy azulados. A los cinco minutos están más sonrosados y entonces, en condiciones normales, puntúan 10. Incluso muchos bebés que puntúan por debajo de 7, con un poco de estimulación, tienen una puntuación correcta a los cinco minutos. De no ser así, se iniciarían otras intervenciones de urgencia.

Claudia tuvo un Apgar de 9 en el primer minuto y un Apgar de 10 a los cinco minutos. Pesó 3.230 kg y midió 49 cm.

Una hora estuvieron Javi y Claudia haciendo de las suyas sin mí. Según me contó, ella buscaba pecho y Javi le hablaba para tranquilizarla y se la ponía cerquita de su piel. No era lo planeado, pero aun así el milagro de la vida es maravilloso.

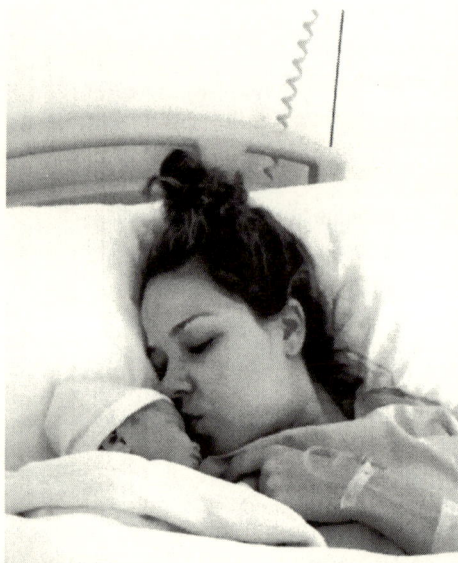

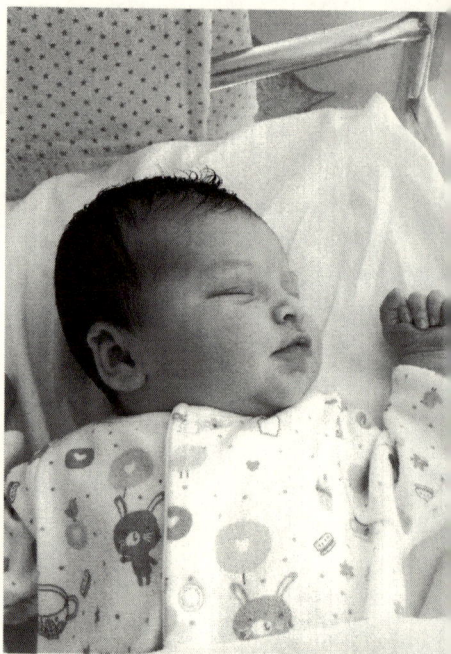

Después, ya en la habitación, sentí estrés, mucho estrés, y padres sumando más estrés en un momento que requiere tranquilidad, calma, silencio, escucha y amor. Y yo pensaba: «Por favor que se callen, que no griten más, pero ¿por qué lloran?, ¿qué nos reclaman?, me duele todo, estoy muy cansada y yo solo quiero estar con mi niña a solas. Mañana será otro día».

Los días que estuvimos ingresados en el hospital ocurrió lo esperado: visitas anunciadas, visitas sorpresa, esperadas no visitas, muchos regalos, flores, meconio, el primer baño de Claudia, horas de luz natural junto a la ventana del hospital para evitar una posible ictericia, llanto nocturno incontrolable, pruebas rutinarias de audición, prueba del talón, primeras vacunas, calostro, dar el pecho tumbada las veinticuatro primeras horas, dolor por la cesárea, sangrado, mareos, compresas, más dolor, mucho calmante y una montaña rusa de nuevas sensaciones.

Esas cuatro noches y cinco días que pasamos allí, la habitación del hospital fue nuestro primer hogar improvisado, con Claudia siendo el centro de nuestro mundo; empezamos a conocernos, a intimar, a amarnos más si cabe y a sentirnos como una familia de verdad.

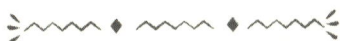

$$\approx\!\sim\!\sim\!\sim\ \blacklozenge\ \sim\!\sim\!\sim\ \blacklozenge\ \sim\!\sim\!\sim\!\approx$$

Mi dieta sin gluten la hice sin problemas. Avisamos de que era celíaca al ingresar y no tuve ningún inconveniente; por la mañana me daban leche con galletas, las comidas, meriendas y cenas estaban ricas, eran abundantes y con pan sin gluten en abundancia. Nada que objetar.

Sí que es verdad que los primeros días, tras dar a luz, aproveché, imagino que como la mayoría de las embarazas, para tomar todo lo que durante el embarazo no pude comer para evitar el riesgo de toxoplasmosis, esto es, mucho embutido y, sobre todo, lomo, que me encanta, sin gluten por supuesto.

Llegados a este punto, más si eres primeriza, escucharás un montón de consejos de tu entorno cercano, de otras madres, opiniones, experiencias personales, frases contundentes y críticas de todo tipo.

«¿No vas a dar el pecho?, pero si es lo más cómodo y con lo importante que es la leche materna...»

« ¿Qué la niña duerme en vuestra cama? Como la niña se acostumbre estáis acabados, no conseguiréis sacarla de allí»

« Que manía con dormir la siesta en el cuco, moviéndola todo el rato, no va a querer otra cosa»

« Todo el día en brazos y de brazo en brazo, el bebé es muy listo y llora para que le cojas»

« Esta niña lleva poca ropa, ¿no tendrá frío?»

« Está sudando con este body que le has puesto, yo se lo quitaría»

« ¿Por qué tanto silencio? El bebé se tiene que acostumbrar a los ruidos normales»

«Dejarla llorar un rato, ya veréis como no pasa nada»

«Pero ¿por qué no le cortas el pelo? Ya verás cómo le crecerá más fuerte y tendrá más cantidad»

«Tanto tiempo en el pecho no es bueno, el bebé no puede tener tanta hambre y lo único que hace es coger aire»

«Que llore tanto no es normal, esta niña se queda con hambre, prueba a darle un biberón»

«Todo el rato centrada en la niña, preocúpate más por ti, que vaya aspecto que tienes»

«Demasiado pronto para los agujeros, y si la niña no quiere llevar pendientes cuando sea mayor, ¿qué?»

«¿No es demasiado pronto para el chupete?»

«Que estrictos, porque un día no la bañéis, no pasa nada»

Mi consejo ante esos momentos que no podrás evitar y en los que te encantaría pegar un grito y decir cuatro burradas es… respira, escucha, ten paciencia y haz lo que te dé la real gana. Tú eres la madre, no hay un manual, no somos perfectos, nunca hagas nada que no quieras hacer por imposición, tu instinto seguro que no se equivoca y jamás te sientas culpable de las decisiones tomadas.

■ Los primeros días con el bebé en casa

Lo habitual cuando nos dan el alta y llegamos a casa con el bebé (sobre todo siendo padres primerizos) es que reine cierto caos y descontrol. También es normal sentir algo de miedo ante la nueva situación, miedo a que el bebé se ponga malito, miedo a no saber cómo tratarlo, miedo a no hacer las cosas como se considera que has de hacerlas… Por esto, según mi experiencia con Claudia y criterio personal, os dejo estas diez pautas básicas que creo que os pueden venir bien y que considero fundamentales.

1 Aunque os hayáis hecho a la idea de que a partir de ahora vais a dormir menos que antes, poco, muy poco y a deshoras, siempre será peor de lo que piensas y has imaginado. Así que cuando el bebé duerma, hazlo tú también, ya sea en la cama o en el sofá, ¡duerme!

2 Si te han hecho cesárea, no olvides que es una operación quirúrgica, te han abierto y cosido varias capas (capas de piel, grasa, músculo y paredes interior y exterior del útero). Esto ducle, te costará moverte y es aconsejable e indispensable que hagas reposo para recuperarte bien. La recuperación tarda mucho más tiempo que la de un parto vaginal. No te fuerces; aunque tengas necesidad de levantarte, de hacer cosas en casa, no lo hagas. Descansa lo máximo que puedas sentada o tumbada, para evitar complicaciones mayores.

3 También es fundamental que os ayuden con las tareas diarias de limpieza, planchado de ropa, comidas, cenas… Estos momentos son únicos y te arrepentirás de no pasarlos juntos. La baja de paternidad se termina muy rápido así que tenéis que disfrutar cada segundo de vuestro recién nacido.

4 Si tenías en mente seguir unas pautas o rutinas y has de cambiarlas sobre la marcha y de forma improvisada porque sientes que es lo mejor para vosotros, hazlo; recuerda que no hay nada establecido. Lo que os haga sentir bien física y emocionalmente, será lo correcto.

5 Si estás dando el pecho y la lactancia materna se complica y se vuelve muy difícil (grietas, dolor, cansancio desmedido…) pide ayuda; si aún con la ayuda consideras que te sobrepasa, no te sientas mal por complementar con leche de fórmula o incluso pasar directamente a solo biberón. Para que el bebé esté bien, la madre también ha de estarlo.

6 Es muy probable que vuestro bebé llore mucho, puede que siempre a la misma hora, puede que lo haga en diferentes momentos y muchas veces será complicado y casi imposible calmarlo. Intentar no desesperar, tener paciencia y no perder los nervios; es normal que lloren por cólicos, gases, reflujo, hambre, sueño, irritabilidad… En unas semanas la cosa mejorará. Paciencia y mucha paciencia.

7 Alimentaros bien, no descuidéis la dieta; aunque estés muy cansada y no te apetezca comer, has de hacerlo y de forma equilibrada.

8 Ser previsores y prácticos. Hacer compras online, llenar la despensa más de lo normal, tener comida congelada lista para calentar y punto. Cuánto menos tiempo dediquéis a estas tareas, menos os cansareis y más disfrutareis de vuestro bebé.

9 Alarga, cambia, espacia o incluso cancela alguna visita de familiares y/o amigos si no te sientes con ganas de recibirles en casa y/o no te apetece. Es normal que estén deseando conocer al bebé, cogerle, hacerse fotos, daros más regalos, ser partícipes del baño y veros mucho más que antes. ¿No te apetece e incluso te molesta?

Háblalo con ellos, decirles la verdad, no han de molestarse; las visitas no son prioritarias ni fundamentales. Ya habrá tiempo de sobra de recibir a gente en casa y de compartir tiempo con ellos.

10 Es importante que salgáis de casa a diario, dar paseos, tomar aire fresco, sentaros en un parque, tomar algo en una terraza… Nada de quedarse encerrados en casa; hay que tener contacto con la realidad, y al bebé también le vendrá fenomenal.

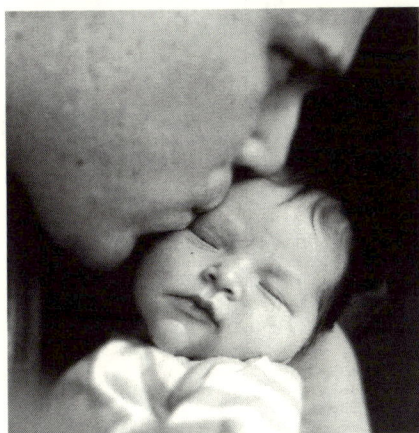

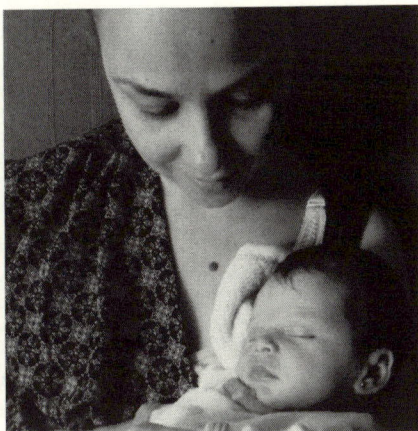

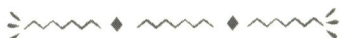

≳〰〰 ◆ 〰〰 ◆ 〰〰≲

La depresión posparto es más frecuente de lo que creemos y como psicóloga, mujer y madre considero que es muy importante conocerla, darle visibilidad y no esconderla por si llega el punto de que te sientes así, para poder detectarla a tiempo y tomar medidas si ese punto llega.

■ Depresión posparto

Los síntomas de la depresión posparto son los mismos que los síntomas de la depresión que ocurre en otros momentos en la vida. Esto es, junto con un estado anímico triste o deprimido, se puede tener algunos de los siguientes síntomas:

Agitación e irritabilidad
Cambios en el apetito
Sentimiento de inutilidad o culpa
Sentirse retraída o desconectada
Falta de placer o interés en todas o en la mayoría de las actividades
Pérdida de concentración
Pérdida de energía
Problemas para realizar las tareas en el hogar o en el trabajo
Ansiedad considerable
Pensamientos de muerte o suicidio
Dificultad para dormir

Una madre con depresión posparto también puede:

- Ser incapaz de cuidar de sí misma o de su bebé.
- Sentir temor de quedarse sola con el bebé.
- Tener sentimientos negativos hacia el bebé o incluso pensar en hacerle daño (aunque estos sentimientos son aterradores, casi nunca se materializan).
- Preocuparse intensamente por el bebé o tener poco interés en él.

Si te sientes así tras dar a luz o crees que una madre cercana puede estar sufriéndola, intenta que un profesional le ayude. Su bebé, su familia y sobre todo ella, te lo agradecerá.

Y después de esta primera parte, para quien se pregunte si volvería a repetir experiencia, digo sí, por supuesto que sí, sin olvidarme de todo lo que acabas de leer, claro; anticipando posibles conflictos, evitando cometer los mismos errores, tomándomelo todo con mucha calma, siendo realista, práctica, escuchando menos, respirando más e intentando verlo todo desde un punto de vista positivo. ¿Por qué? Porque el milagro de la vida es eso, un milagro. Todo tiene solución menos la muerte, así que claro que me embarcaría, al final se sale a flote. Si hay salud hay vida, la vida es alegría y yo quiero alegría en mi vida.

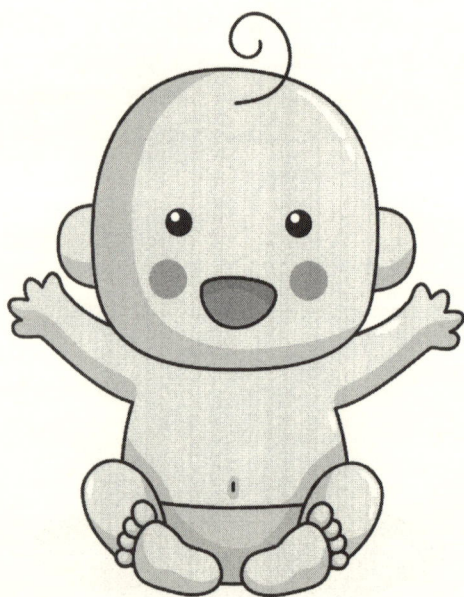

SEGUNDA PARTE

MI HIJO ES CELÍACO

La alimentación de un recién nacido los primeros meses de vida consiste en leche, leche y más leche (ya sea materna o de fórmula artificial), para ir después, poco a poco, y a determinados momentos concretos, introduciendo el resto de alimentos.

En torno a los siete meses es cuando se aconseja incorporar el gluten por primera vez. En este punto, si nuestro pequeño tiene familiares celíacos tendremos que estar más alerta a una posible reacción extraña tras su ingesta.

Los síntomas, signos y alteraciones analíticas habituales en niños pequeños celíacos, según nos detalla la Asociación de Celíacos y Sensibles al gluten de Madrid, en su página web, https://www.celiacosmadrid.org/patologias-por-sensibilidad-al-gluten/la-enfermedad-celiaca/manifestaciones-clinicas/ son muy variados y entre ellos habrá que estar pendientes de: talla y peso bajos, estancamiento en el crecimiento, anemia, diarrea crónica, irritabilidad, falta de apetito, cansancio, introversión, tristeza, apatía, problemas en la piel, náuseas, vómitos, tripa hinchada, dolor abdominal recurrente, estreñimiento, defectos en el esmalte dental...

Desde bien pequeños y al año de vida aproximadamente, el ser humano ya toma gluten presente en la pasta, en el pan, en las galletas, en los fideos de las sopas, en los rebozados, en los cereales...

Es inevitable tener miedo y estar alerta si sabes que tu hijo tiene probabilidades de desarrollar esta y/o cualquier otra enfermedad. En nuestra familia siempre hemos sido conscientes de que el diagnóstico podría llegar. Ojalá que Claudia se hubiera librado, pero no ha sido así. Al final le tocó, pero sabiendo la cantidad de enfermedades raras, duras, graves, muy graves e incapacitantes con las que muchas familias conviven y luchan día a día, yo me sigo sintiendo afortunada. No es lo deseable, hubiera sido estupendo que Claudia no fuera celíaca, pero ya que lo es, intentamos vivirlo con una actitud positiva, evitando dramatizarlo.

Recuerdo perfectamente el día que Claudia tomó su primera papilla de cereales con gluten; le encantó, no puso objeción ninguna, ni a su sabor, ni a su textura, todo lo que sea cuchara, le encanta. Y yo, cual madre loca y algo hipocondríaca, no paraba de mirarla, buscando algo raro que me indicara si le había sentado mal. No empecé a sentirme tranquila cuando se la daba hasta varias semanas después.

Claudia siguió con su dieta normal: purés, sopas, papillas de frutas variadas, primeras cositas blandas, después trozos más grandes... hasta pasado el año y medio que notamos un cambio y yo sabía que algo no iba del todo bien.

Claudia ha sido y sigue siendo muy avanzada en el desarrollo del lenguaje, así que la niña empezó a quejarse de la tripa. Se tocaba, se apretaba y nos decía literalmente: «Mamá, me duele la tripa». También empezó a dormir peor que antes, daba muchas vueltas hasta que cogía el sueño, movía las piernas de manera exagerada en la cuna y nos llamó la atención que empezó a estar muy irritable, lloraba más, se quejaba más, gritaba más...El síntoma definitivo y determinante que hizo que fuera directa a la pediatra para pedir análisis de anticuerpos sí o sí fue su fuerte estreñimiento.

Cierto es que Claudia ha sido siempre muy estreñida, pero en torno a los dos años la cosa empeoró y se complicó. Su pediatra sabía de mi caso y siempre nos dijo que no era necesario hacerle ninguna prueba a la niña ya que aparentemente siempre ha estado sana (niña alta, gordita, grande, percentil alto); solo hasta que no observáramos en ella algo muy llamativo y esto fue lo que lo confirmó.

Cuando le explicamos lo de su estreñimiento, irritabilidad y el dolor de tripa (unido a una madre celíaca), directamente le mandó análisis de sangre para comprobar los anticuerpos de la enfermedad celíaca.

El resultado fue positivo e incluso aquí salieron elevados (antiTG IgA 142), y con cara de sorpresa nos derivó a una pediatra especialista en digestivo y nos pautó que, aunque no fuera bueno para ella, tenía que seguir con su dieta normal y tomando gluten para no alterar unos futuros análisis y obtener así un falso negativo.

A las pocas semanas estábamos en su especialista de digestivo, quien nos mandó repetir analítica de sangre para comprobar los anticuerpos y el resultado fue de nuevo elevadísimo (antiTG IgA 5058, antiPDG IgA 247,7 y antiendomisio positivos 1/320), así que directamente le diagnosticó enfermedad celíaca, evitando así la endoscopia y biopsia. De acuerdo con las recomendaciones establecidas por la Sociedad Europea de Gastroenterología, Hepatología y Nutrición Pediátrica (ESPGHAN), las biopsias intestinales únicamente pueden omitirse en niños y adolescentes claramente sintomáticos, con niveles de anti-TG2 ≥10 veces al valor de referencia en dos momentos distintos, verificados por anticuerpos anti-endomisio (anti-EmA) y positividad de HLA DQ2 (DQ2.5 y/o DQ2.2) y/o DQ8). Y le pautó dieta sin gluten de por vida.

Lloré, claro que lloré, lo que había sido una posibilidad, se acababa de convertir en un hecho. Pero, rápidamente me recompuse, que todo lo malo y lo peor que nos tenga que pasar en la vida a partir de ahora sea solo esto. ¿Dónde hay que firmar?

Como marca el protocolo actual la vio a los tres meses para que le contáramos qué tal se había adaptado a la dieta sin gluten; le hizo un control clínico sin analítica, la pesó, la midió y a los siguientes tres meses (seis meses después de iniciar la dieta sin gluten) de nuevo tocaba repetir analítica de sangre y comprobar que la dieta estaba siendo efectiva con la consiguiente bajada de anticuerpos.

Cuando llegó el diagnóstico de Claudia lo primero que hicimos fue avisar a todo el entorno cercano de la niña, familia y guardería. Llevamos al centro infantil una copia del informe médico y a partir de ahí sus desayunos y comidas empezaron a ser sin gluten y más controlados que los del resto de niños.

A las pocas semanas de empezar su dieta sin gluten, Claudia mejoró mucho su estado de ánimo y dejó de quejarse de la tripa; fue casi inmediato, yo diría que casi «milagroso» y una tranquilidad para nosotros que dejamos de verla sufrir.

El menú de Claudia en su guardería (o escuela infantil, que parece que no gusta mucho últimamente el término de guardería) suele ser el mismo que el del resto de niños (que sepamos no hay más celíacos de momento). De los menús se encarga una empresa de catering independiente que reparte al día los platos. Así, cuando toca algo con gluten (pasta, pescado rebozado, sopa de fideos…) a ella le dan su alternativa sin gluten; los rebozados se los modifican por pescado sin rebozar en salsa; los purés, cremas, tortillas y legumbres son las mismas, no llevan trazas; el postre siempre es fruta natural o lácteos también aptos y del pan y de las galletas para el desayuno no se encargan ellos porque se los proporciono yo para que varíe en función de sus gustos. Claudia no merienda en la guardería, así que lo hacemos en casa y sin problemas.

■ Consejos para padres con niños recién diagnosticados

Cada familia y cada persona es un mundo y cualquier reacción ante un diagnóstico así es entendible; hay que apoyar e intentar no juzgar. Lo primero que hay que hacer es informarse; es fundamental conocer muy bien la enfermedad para poder convivir con ella de por vida. Dicho esto, es habitual que los padres con otros familiares diagnosticados de enfermedad celíaca lleven mejor el diagnóstico de sus hijos. Por el contrario, cuando en la familia el primer celíaco es el hij@, el diagnóstico se afronta peor y se tarda más tiempo en normalizar la situación. Así pues, mis consejos para todos ellos son estos:

• Informarse mucho, leer, aprender y estar al día. Apuntarse en la Asociación de Celíacos de su provincia si lo consideran necesario.
• No perder la calma.
• No dramatizar.
• Intentar pensar de forma positiva. La enfermedad celíaca no necesita medicación y con una dieta correcta, la calidad de vida del pequeño será perfecta.
• Informar poco a poco a nuestro pequeño de qué es la enfermedad celíaca, las rutinas y las pautas para evitar la contaminación cruzada. El niñ@ lo irá integrando como algo natural y aprenderá a comer sin gluten, sin echar de menos nada que no haya probado antes. Es muy importante hacerlo lo más pronto posible, de forma clara, sin engaños y adaptarse a la edad y al lenguaje del niño.

• No esconder ni hacer desaparecer de casa los alimentos que contengan gluten; lo mejor es enseñar al niño a distinguir qué es lo que puede o lo que no puede comer. Enseñarle a decir NO y a enfrentarse al hecho de que a pesar de que este alimento a él le hace daño, otras personas sí pueden comerlo y no les perjudica.

• Avisar e informar de forma responsable al entorno habitual del pequeño (guardería, colegio, familia, amigos…).

• Presentar el informe médico en el colegio y solicitar que el comedor prepare al niño celíaco su menú sin gluten. Desde la entrada en vigor de la Ley 17/2011, de 5 de julio de Seguridad Alimentaria y Nutrición, es obligatorio que todos los colegios, ya sean públicos, concertados o privados, ofrezcan menú sin gluten a los alumnos celíacos que lo demanden. En el momento que el centro confirme que no hay problema en preparar el menú sin gluten, hay que solicitar una reunión con el responsable del comedor para que nos explique cómo es el protocolo sin gluten que tienen establecido. El centro nos debe dar por escrito el menú sin gluten que van a proporcionar al niño celíaco.

• Buscar restaurantes nuevos y seguros libres de gluten donde poder comer fuera de casa. Tenemos la suerte de que cada vez hay más variedad y alternativas seguras. El niño celíaco ha de hacer lo mismo que el resto de niños de su edad; nunca hay que dejar de salir, sino que hay que salir de forma segura.

• A veces es necesario hablar con el profesor para explicar y aclarar dudas. Podemos entregar al profesor alguna bolsa con golosinas sin gluten para futuras situaciones en las que se pueda repartir alguna. En algunos centros solo permiten que los padres lleven golosinas sin gluten para todos.

• Controlar objetos y material habitual que manipule y pueda llevarse a la boca con facilidad (plastilina, pasta de dientes, medicinas, pinturas…) ¡Ojo! No solo la comida tiene gluten.

• Integrar siempre al niño, nunca excluir o separar, el niño NO es diferente, solo COME DIFERENTE.

■ Pautas para celebraciones con niños celíacos (cumpleaños, picnics, excursiones, bodas, comuniones…)

Los niños celíacos, una vez que ya está normalizada la situación, son los primeros que saben qué pueden y qué no pueden tomar, y suelen ser muy estrictos con su dieta porque ellos son totalmente conscientes de que si toman lo que no pueden, se pueden poner malitos. Aun así, son niños y hay que estar pendientes de ellos porque corren el riesgo de contaminarse, sobre todo en celebraciones. Para esos momentos, estos consejos son importantes:

1 Lo primero es informarse con anterioridad de las opciones que habrá para celíacos y si son realmente seguras. En caso afirmativo, fenomenal, de lo contrario, no dejar nunca de acudir a la celebración; iremos y nuestro peque llevará su propia comida.

2 Separar, tapar e identificar claramente las opciones sin gluten para evitar la posible equivocación y contaminación cruzada de otros invitados (utilizar papel de aluminio, banderitas, carteles identificativos…).

3 Si el menaje es de plástico, podemos escribir con un rotulador el nombre de nuestro peque en su vaso y plato para evitar confusiones.

4 Facilitarle un plato a nuestro peque celíaco con todas las posibilidades sin gluten que haya en la celebración (a modo de plato combinado); así evitará distracciones y sabrá de dónde puede comer, sin intentar coger comida de otros platos.

5 Cuando le ofrezcan comida otros niños o algún adulto (que siempre pasa) estar pendiente de que diga que NO, y no lo coma; si ha tocado comida con gluten, lavarle las manos y recordarle que él no puede comer cosas con gluten porque le hacen daño en la tripa. Si lo come, no castigar, ni reñir, solo recordarle que no lo debe hacer más veces.

6 Encargarnos de que la variedad de productos sea similar. Si hay cosas saladas, intentar que nuestro celíaco también tenga lo mismo o parecido (patatas fritas, *snacks*, encurtidos, sándwiches, tortillas…). Con las opciones dulces haremos lo mismo: pasteles, bollitos, chocolatinas, golosinas… Hoy en día tenemos cada vez más variedad sin gluten para que nuestros peques celíacos no se sientan discriminados.

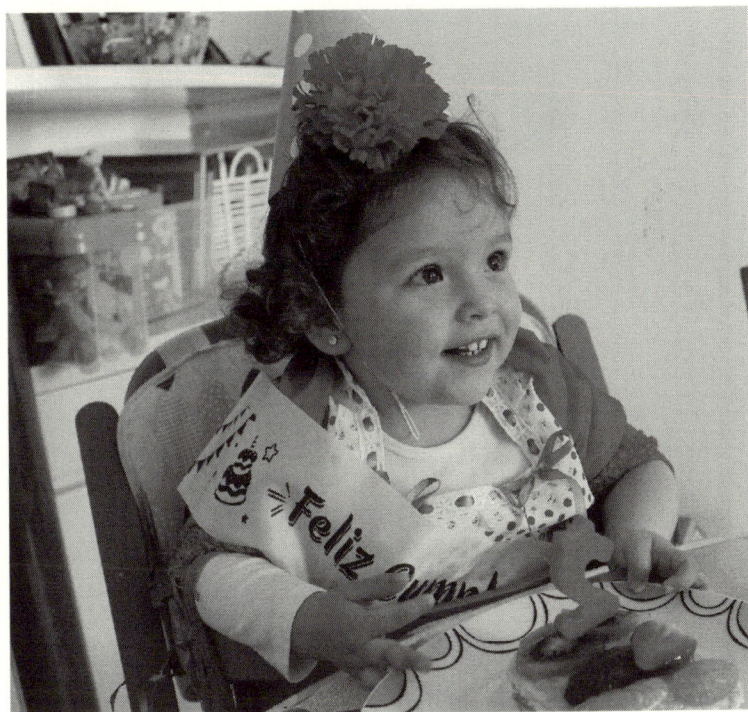

Lo más importante, una vez que nuestro pequeño haya empezado a hacer su dieta sin gluten, es comprobar que de verdad mejora. Lo notaréis es su estado físico y de ánimo. Después, los síntomas y la evolución del paciente van a condicionar la frecuencia de las revisiones. En los primeros meses serán más frecuentes; posteriormente y siempre que la evolución sea la adecuada, podrán espaciarse hasta una revisión analítica anual que habrá que mantener durante toda la vida.

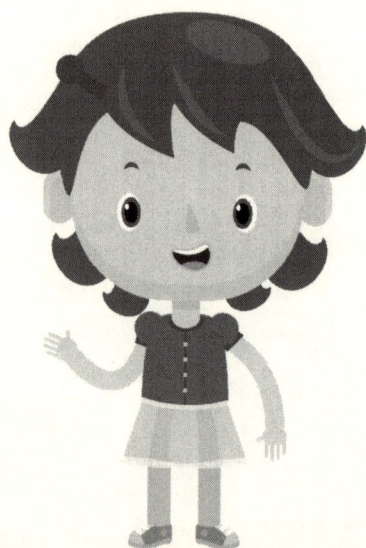

TERCERA PARTE

RECETAS PARA NUESTROS PEQUEÑOS CELÍACOS

No nos olvidemos nunca que a los niños celíacos les gustan exactamente las mismas cosas que al resto de niños ya que su paladar está intacto. Dicho esto, si lo que les gusta no contiene gluten, estupendo, de lo contrario, tendremos que ser ingeniosos y buscar alternativas sin gluten para poder ofrecerles una dieta variada, equilibrada, rica y similar a la del resto de niños.

A día de hoy, las marcas y empresas del sector son muy conscientes del aumento en los diagnósticos de niños celíacos y cada vez ofrecen más opciones. Esto es genial a la hora de cocinar y nos facilita enormemente las cosas a las familias con niños celíacos. Mucho han cambiado las cosas en relación a años atrás; ahora podemos elegir entre marcas sin gluten de galletas, de pasta, de panes, de harinas…

Así pues, en esta última parte del libro, encontrarás recetas tanto saladas como dulces, muy sencillas y elaboradas con ingredientes apetitosos para nuestros peques: pasta, chocolate, quinoa, patatas… y muy fáciles de encontrar en el mercado.

Te explico al detalle recetas que son clásicos obligatorios cuando tenemos niños en casa: croquetas, tartas, empanada, alitas de pollo, albóndigas, postres… Son platos fáciles, sin muchas complicaciones y que cualquier persona sin experiencia podrá realizar en su cocina. Espero que te gusten.

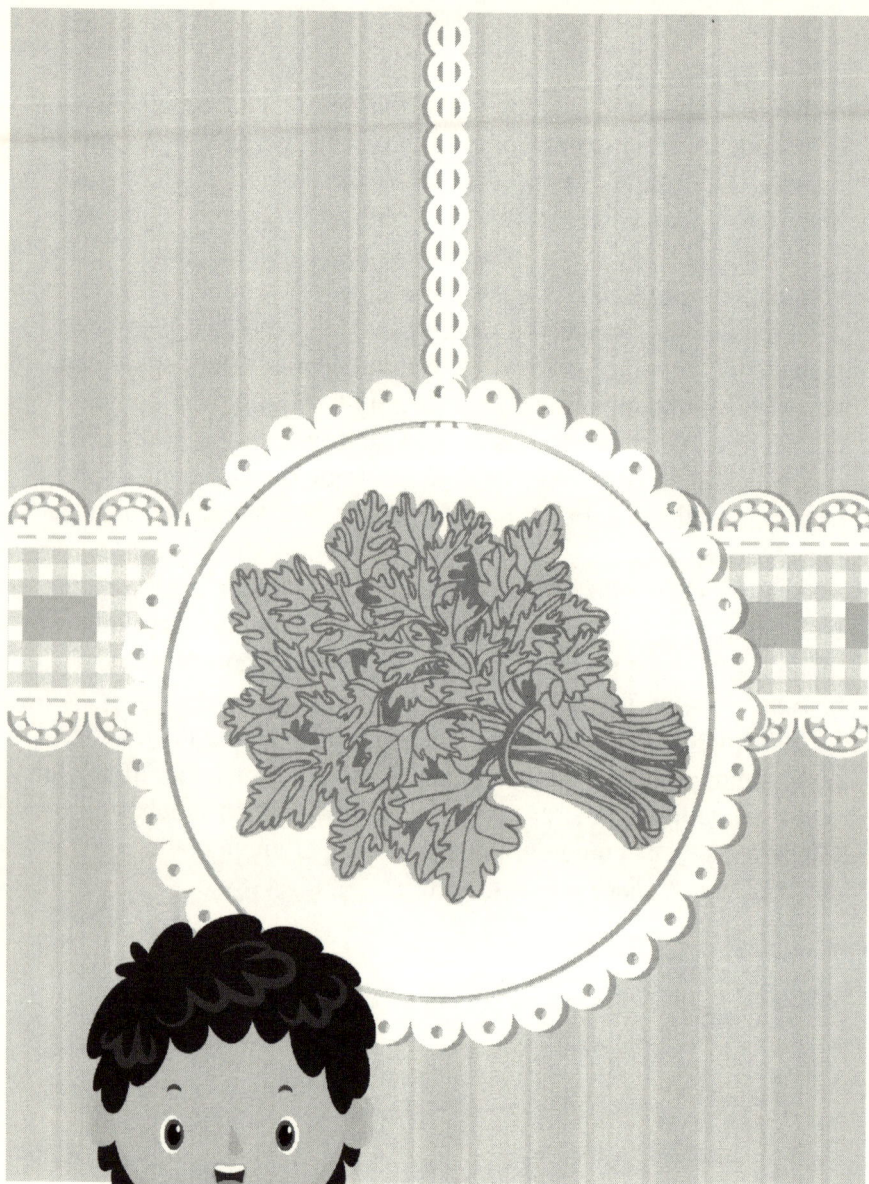

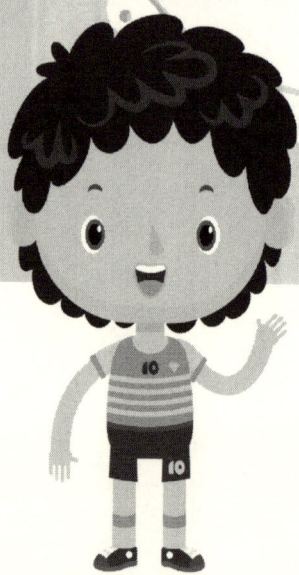

RECETAS SALADAS

1 PASTEL DE CARNE Y PATATA

Es habitual que a la mayoría de los niños les gusten por separado ingredientes como la patata, la carne picada y el tomate frito, así que todo ello junto les encantará. Esta es una receta que me ha enseñado mi suegra. Con la cantidad de ingredientes que lleva es muy contundente e ideal como plato único. No necesitarás acompañarlo de nada más. Tardarás un ratito en dejarlo listo, no tengas prisa; y si sobra pastel, al día siguiente seguirá estando igual de bueno.

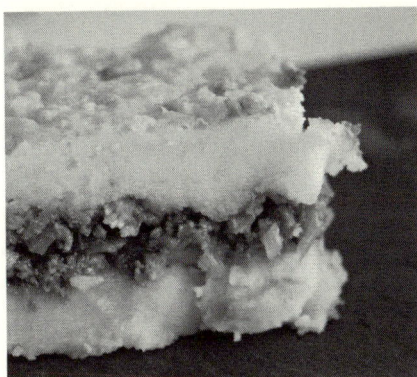

■ **Raciones: 4 / Tiempo de preparación: 90 minutos**

■ **Ingredientes:**
- 1 cebolla grande
- 1 zanahoria
- 2 dientes de ajo
- 400 g de carne picada, solo de ternera, apta
- 200 g de champiñón fresco
- Orégano molido
- Sal
- Pimienta negra molida
- Aceite de oliva
- Tomate frito sin gluten (Solís)
- Mantequilla tradicional (Central Lechera Asturiana)
- 1.200 g de patatas
- Vino blanco
- 2 huevos
- 1 hoja de laurel
- Queso parmesano

■ **Elaboración:**
• Lo primero que hacemos es macerar nuestra carne picada para que tenga sabor. Así pues, en un bol, le añadimos a la carne

un huevo batido, medio diente de ajo picadito sin el germen, sal y pimienta negra al gusto, y lo dejamos como una hora en la nevera.

• En una cacerola con agua y sal ponemos a cocer las patatas peladas y cortadas en trozos y la hoja de laurel. Una vez blandas, las pasamos por el chino o pasapurés, ponemos una cucharada de mantequilla, rectificamos de sal y reservamos nuestro puré de patata. Tiene que quedarnos cremoso y sabroso.

• En una sartén con aceite de oliva, pochamos la cebolla en trozos y un diente de ajo, muy poco a poco, despacio y sin que se nos queme.

• En otra sartén diferente hacemos el champiñón, bien picadito, a fuego medio.

• Una vez listo el champiñón lo añadimos a la sartén de la cebolla y el ajo, y mezclamos bien los tres ingredientes.

• A continuación, en otra sartén con aceite de oliva, ponemos medio diente de ajo y nuestra carne picada macerada previamente, dejamos que se haga del todo removiendo muy bien. Cuando la carne ya esté lista, añadimos orégano y un chorrito de vino blanco, subimos el fuego y una vez evaporado el alcohol, lo juntamos con todo lo anterior.

• Ya con todo el relleno junto, añadimos un huevo cocido picadito y cinco cucharadas de nuestro tomate frito sin gluten. Mezclamos muy bien.

• En una fuente de cristal apta para horno, ponemos una base de tomate frito que ayudará a que no se nos pegue. Después, colocamos la mitad de nuestro puré de patata alisándolo con la ayuda de una espátula, sobre el puré añadimos todo el relleno de carne, y encima de este, el resto del puré. Lo último es poner en la capa de encima queso parmesano rallado sin escatimar.

• Llevamos nuestra fuente al horno y lo gratinamos unos minutos sin que se nos queme demasiado.

• Dejamos que repose y a disfrutarlo.

¿Sabías que comer patatas es beneficioso para el sistema inmunitario, sobre todo si se comen frías o en ensalada?

2 SOPA DE FIDEOS CON CALDO DE JUDÍAS VERDES

Claudia es muy de cuchara, le encantan los purés y las sopas. Así que desde que ella está en casa preparamos muchos más platos de cuchara que antes. Esta receta le encanta, es una idea estupenda de aprovechamiento. Cuando hagáis verdura cocida -judías verdes, acelgas, espinacas…- o también algún puré -de calabacín, de verduras, de calabaza…- os aconsejo que no tiréis nunca el caldo que sobra. Colarlo y guardarlo en la nevera, porque podréis preparar una deliciosa sopa casera con él. Receta ideal para solucionar una cena rápida y perfecta si a vuestros pequeños celíacos también les gusta mucho la sopa.

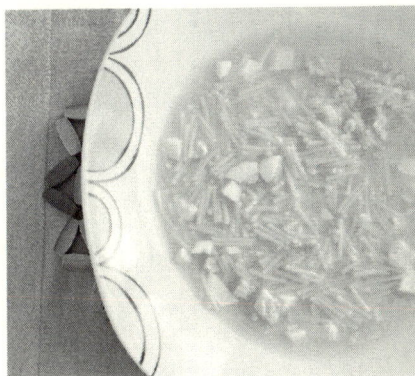

■ **Raciones: 3 / Tiempo de preparación: 20 minutos**

■ **Ingredientes:**
- 1 litro de caldo de verdura casero. En este caso, utilizamos el caldo ya colado que sobra de preparar judías verdes con patatas de forma tradicional
- Fideos sin gluten, unos 35 gramos por persona (fideos de arroz de Gallo)
- 1 huevo
- Sal

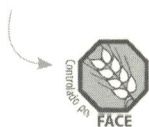

■ **Elaboración:**
• Cocemos el huevo y lo pelamos.

• Ponemos el caldo de las judías en una cacerola y cuando empiece a hervir, desespumamos para quitar la grasa y añadimos los fideos. Dejamos todo a fuego medio otros doce minutos más.

• Cuando los fideos estén listos, retiramos del fuego e incorporamos el huevo cocido en trocitos.

• Rectificamos de sal si hiciera falta y servimos caliente.

¿Sabías que, según reveló un descubrimiento arqueológico, la primera sopa fue hecha a base de hipopótamo, y que el caldo empezó a ser consumido ya en el año 6000 a.C.?

3 COLIFLOR A LA GALLEGA

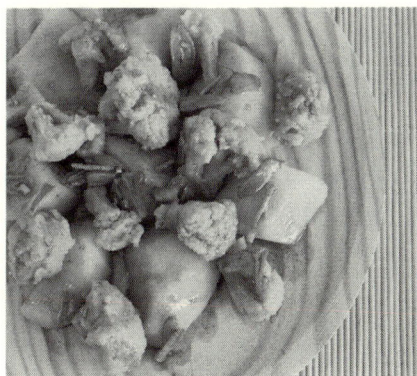

La coliflor es una verdura compli-
cada para los más pequeños de la
casa, a veces hasta a los adultos
nos cuesta comerla. Podemos prepararla a la gallega, con su patata
cocida y una rica salsa suave de
aceite y pimentón dulce que con-
seguirá (sobre todo si a tu hijo ya
le gusta el pulpo), que le recuerde a él y que también le guste.
De esta forma, enmascaramos algo el sabor de la coliflor, quedando más suave.

■ **Raciones: 4 / Tiempo de preparación: 30 minutos**

■ **Ingredientes:**
-    1 coliflor fresca mediana o una bolsa de coliflor cortada en
ramitos congelada de un kilo
-    Agua
-    Sal
-    1 vaso de aceite de oliva
-    4 patatas medianas
-    8 dientes de ajo
-    Pimentón dulce apto (El Rey de la Vera)

■ **Elaboración:**
• Si la coliflor es fresca cortamos en ramitos toda la coliflor y
la lavamos muy bien.
• Preparamos una cazuela grande con abundante agua, un chorrito de aceite de oliva y sal, y cuando el agua empiece a hervir
introducimos la coliflor en ramitos.
• En otra cacerola más pequeña ponemos a hervir las patatas peladas y cortadas en trozos y lo dejamos todo entre 10-15 minutos.

• Sacamos los ramitos de uno en uno para que no se rompan y lo dejamos escurrir muy bien junto con las patatas.

• Preparamos la salsa, pelando y cortando en láminas los ajos y poniéndolos a dorar en una sartén con aceite de oliva. Cuando los ajos estén doraditos añadimos una cucharada de pimentón y removemos bien hasta que el aceite coja color. Una vez preparada la salsa hay que dejarla reposar unos diez minutos.

• Emplatamos la coliflor y las patatas bien escurridas en un plato de madera y rociamos nuestra salsa de ajos y pimentón por encima.

• Servimos caliente.

*Nota: Al cocer la coliflor es mejor no tapar la cazuela ya que su intenso aroma puede llegar a afectar el sabor final.

4 CREMA DE JUDÍAS VERDES

¿Te resulta complicado que tu hijo coma las judías verdes cocidas? Si es así prueba a prepararlas en crema, los días fríos apetecerán más. Plato sencillo, suave y muy rico. A Claudia le apasiona.

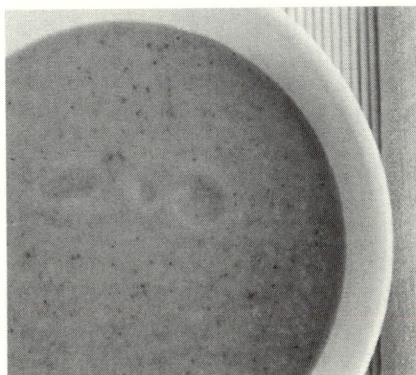

■ **Raciones: 3 / Tiempo de preparación: 45 minutos**

■ **Ingredientes:**
- 500 g de judías verdes
- 1 patata grande
- 1 cebolleta tierna
- 2 dientes de ajo
- Aceite de oliva
- Sal
- Pimienta negra molida
- 700 ml de caldo natural de verduras sin gluten (Aneto)

■ **Elaboración:**
• Lo primero que hacemos es poner aceite de oliva en el fondo de una cacerola y sofreír, sin que se queme, la cebolleta en trocitos y los dientes de ajo laminados.

• Incorporamos la patata en trozos, las judías verdes lavadas y cortadas y el caldo de verdura caliente y salpimentamos al gusto.

• Dejamos que se cueza todo como unos 25-30 minutos a fuego fuerte.

• Una vez cocido, lo batiremos hasta conseguir la textura deseada.

• Rectificamos de sal si fuera necesario y servimos caliente.

¿Sabías que las judías verdes no deben comerse crudas? Además de resultar indigestas poseen una sustancia tóxica conocida como faseolina que se elimina durante la cocción.

5 CROQUETAS CREMOSAS DE PESCADO

A Claudia siempre le han encanta-
do las croquetas. De hecho, antes
de que le diagnosticaran la enfermedad celíaca, desde bien pequeña, las
ha devorado; le daba igual de lo que
fueran, de cocido, de jamón, de ba-
calao... Fuera de casa era una opción
muy cómoda para ella y en casa las
comía caseras, que nos preparaba mi suegra y que guardábamos
en bolsitas en el congelador.

Cuando llegó el diagnóstico, vino el cambio. Y es que para
tomar croquetas sin gluten fuera de casa hay que buscar sitios
específicos donde las tengan, que sean aptas y seguras... ya sabemos cómo se reducen aquí las opciones. Así que para que la niña
pudiera seguir disfrutando de ellas, tocaba tener más cantidad en
casa y llevarlas en un táper en caso de comer fuera. De nuevo mi
suegra ha conseguido estas croquetas cremosas de pescado que
son las que ahora todos comemos y que a Claudia le apasionan.
Prácticamente no se nota la diferencia con las «glutaneras» y que-
dan tan cremosas que no tengo duda de que a tus pequeños les
gustarán con toda seguridad.

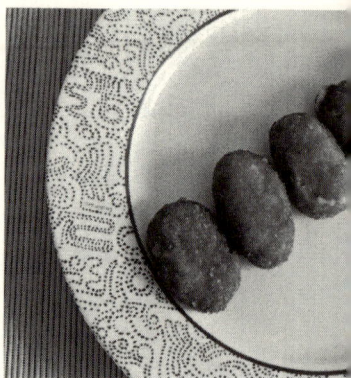

■ **Raciones: 4 / Tiempo de preparación: 50 minutos**

■ **Ingredientes:**
- 1 cebolleta tierna
- Aceite de oliva
- 1 colita de merluza, sin piel ni espinas
- 12 gambas peladas
- Leche entera
- 50 de harina sin gluten (Gallo)

- Sal
- Pimienta negra molida
- Huevo
- Pan rallado para rebozar (Crunchy Crumbs de Esgir)

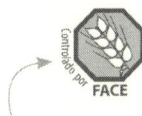

■ Elaboración:

• En una sartén ponemos aceite de oliva y sofreímos la cebolleta tierna rayada, muy menuda y a fuego lento. Incorporamos las gambas peladas y cortadas en trocitos muy pequeños y la merluza desmenuzada, y salpimentamos al gusto. Dejamos que se cocine todo un poco a fuego lento.

• Incorporamos toda nuestra harina sin gluten mezclada en un poco de leche fría y dejamos que se haga. A continuación, vamos incorporando más leche poco a poco, sin prisa y sin dejar de remover. En este punto se irá formando nuestra bechamel, la salsa tiene que ir espesando y despegándose con facilidad de las paredes de la sartén, quedando fina, cremosa y sin grumos.

• Rectificamos de sal si hiciera falta y lo dejamos enfriar a temperatura ambiente tapada, para que no forme costra dura en la parte superior. Tras enfriar primero a temperatura ambiente, después podemos meter nuestra masa en la nevera.

• Cuando la masa esté fría, daremos forma a las croquetas con ayuda de dos cucharas o de las manos bien limpias, y a continuación las pasaremos primero por huevo batido y después por nuestro pan rallado sin gluten.

• El último paso es freír las croquetas en abundante aceite de oliva (cuidado aquí, si el aceite está demasiado caliente es posible que se hagan mucho por fuera y se os doren demasiado). Escurrir sobre papel absorbente antes de emplatar.

*Nota: Humedécete las manos con agua si a la hora de formar las croquetas la masa se te queda adherida a las palmas de las manos.

6 HUEVOS MIMOSA CON QUINOA

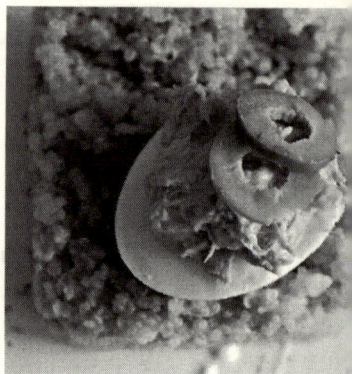

La quinoa le ha gustado a Claudia desde la primera vez que la probó, imagino que por su facilidad para masticarla, por su suave textura y porque no tiene un sabor fuerte. Así que aprovechando que no tiene gluten, es otra posibilidad para alternar y que la niña coma de forma equilibrada.

Siempre que preparo quinoa en casa la hiervo en caldo de pollo o de verduras, en vez de en agua; creo que gana en sabor y queda mucho más rica. Aquí la hemos combinado con un huevo relleno que la peque también ha comido siempre fenomenal.

■ **Raciones: 4 / Tiempo de preparación: 60 minutos**

■ **Ingredientes:**
- 150 g de quinoa (Colfiorito)
- Agua
- Medio litro de caldo de pollo sin gluten (Aneto)
- 2 huevos
- 2 latas de atún al natural (Hacendado)
- Mayonesa sin gluten (Ybarra)
- Tomate frito sin gluten (Solís)
- Aceitunas verdes rellenas de ancha para decorar (Serpis)

■ **Elaboración:**
• Lo primero que hacemos es preparar la quinoa. Para ello, la lavamos muy bien bajo el grifo con ayuda de un colador. Este proceso es indispensable para eliminar las saponinas que recubren la quinoa y que aportan sabor amargo.

• Una vez lavada, la hervimos en un recipiente con el doble de caldo de pollo y un poquito más, durante unos 15-20 minutos, hasta que quede translúcida y al dente.

• Retiramos del fuego, rectificamos de sal si hiciera falta y dejamos reposar unos minutos.

• Mientras se prepara la quinoa, cocemos los huevos en agua durante quince minutos. Una vez fríos los pelamos, los cortamos con cuidado de forma longitudinal y quitamos las yemas.

• Preparamos el relleno de los huevos mezclando las yemas cocidas, el atún desmenuzado, mayonesa al gusto y una pizca de tomate frito. Tenemos que conseguir una salsa cremosa, fina y rica de sabor.

• Emplatamos la quinoa en la base del plato y sobre ella colocamos medio huevo con su relleno y unas láminas de aceituna por encima.

*Nota: Recuerda poner un poquito de sal y vinagre en el agua al cocer los huevos para que no se abran y queden perfectos.

7 FLAMENQUINES CON PAN DE MOLDE DE JAMÓN DE YORK Y QUESO GOUDA

Aquí tenéis una receta de las más visitadas en los últimos meses en el blog. Es que es muy sencilla de elaborar y llama la atención de los más pequeños de la casa.

Es muy importante que no se abran al freírlos, por eso los tendréis que enrollar muy bien y rebozar con cuidado por todos los lados.

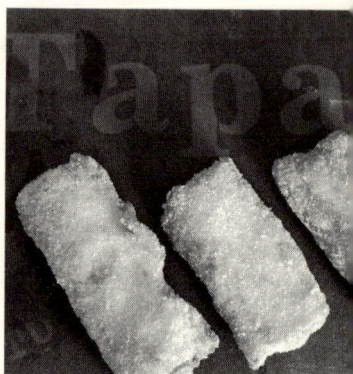

■ **Raciones: 4 / Tiempo de preparación: 40 minutos**

■ **Ingredientes:**
- Pan de molde sin gluten, utilizar tantas rebanadas como flamenquines queráis elaborar (clásico de Schär)
- Mayonesa sin gluten (Ybarra)
- Jamón de York de calidad extra en lonchas (Hacendado)
- Queso gouda en lonchas (Hacendado)
- Pan rallado sin gluten (Panceliac)
- 2 huevos
- Aceite de oliva

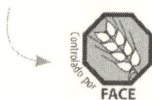

■ **Elaboración:**
• Quitamos los bordes del pan de molde con un cuchillo y aplanamos cada rebanada con ayuda de un rodillo. La idea es que el pan quede fino y manejable, pero sin llegar a romperse.

• Cortamos las lonchas de jamón de york de tal forma que queden cuadradas y del mismo tamaño que las lonchas de queso e igualar el tamaño para que no sobresalgan demasiado del pan.

• Untamos cada rebanada de pan de molde con mayonesa y sobre esta ponemos una loncha de jamón de York y otra de queso.

• Enrollamos con cuidado cada flamenquín y lo pasamos por huevo batido.

• Rebozamos después en abundante pan rallado y freímos en aceite de oliva caliente. Yo he utilizado mi freidora única para patatas, pero cualquier sartén con aceite también os servirá.

• Escurrimos cada flamenquín en papel absorbente y servimos caliente.

*Nota: Acompaña los flamenquines de patatas fritas y de salsa de tomate y tendrás una cena completa y deliciosa.

8 CREMA DE CHAMPIÑÓN

¡Viva la cuchara! Si a vuestros hijos les gusta, tenéis que aprovecharos. Con esta crema de champiñón tendrá un primer plato rico y lleno de vitaminas.

■ **Raciones: 4 / Tiempo de preparación: 30 minutos**

■ **Ingredientes:**
- 400 g de champiñón fresco, en este caso tipo Portobello
- 2 patatas
- 1 puerro (solo la parte blanca)
- 1 cebolleta tierna
- 500 ml de caldo de verdura sin gluten (Aneto)
- Aceite de oliva virgen extra
- Sal
- 2 quesitos sin gluten (La vaca que ríe)
- Picatostes sin gluten (Esgir)
- Semillas de lino y chía molidas aptas (Diet Radisson)

■ **Elaboración:**
• Pochamos con un poquito de aceite el puerro y la cebolleta. Cuando empiece a estar tierno, añadimos los champiñones a trocitos (excepto un par de ellos que reservamos para después) y las patatas en trozos. Mezclamos bien todo unos minutos.

• Añadimos el caldo de verduras y dejamos cocinar hasta que la patata quede blandita.

• Incorporamos los quesitos y batimos muy bien hasta que nos quede fino.

• Laminamos y hacemos a la plancha los champiñones que habíamos reservado.

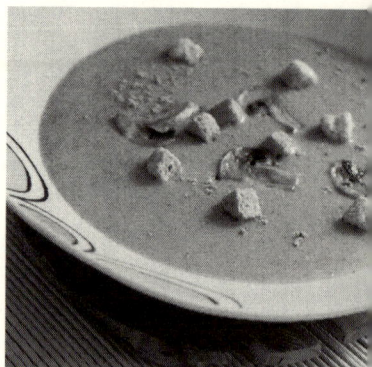

• Rectificamos de sal si fuera necesario y servimos caliente con los picatostes por encima, unas semillas de lino y chía y unas láminas de Portobello a la plancha.

¿Sabías que el champiñón tipo Portobello
es de la misma familia que el champiñón blanco
habitual, pero con una textura más firme,
tersa y un sabor algo más dulce y fresco?

9 SALMOREJO DE ZANAHORIA

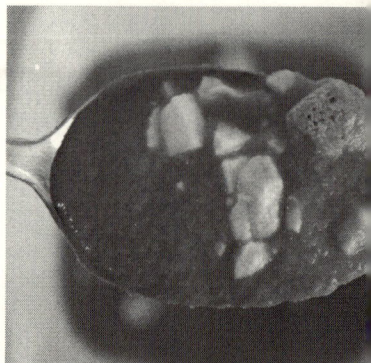

Si a tus hijos les gusta tomar unas cucharadas de salmorejo tradicional de tomate o les gusta untado en pan, prueba a preparar el salmorejo de zanahoria. Así tomaran también esta verdura tan beneficiosa y rica en carotenos.

Yo no le pongo pan ya que con la zanahoria conseguimos que espese igual y así tiene menos calorías. Si es para la peque, lo dejo suave de vinagre; además utilizo vinagre de manzana para que tenga un toque diferente.

■ **Raciones: 4 / Tiempo de preparación: 10 minutos**

■ **Ingredientes:**
- 6 tomates maduros
- 9 zanahorias
- 1 diente de ajo
- Aceite de oliva
- Vinagre de manzana
- Sal
- 2 huevos
- Agua
- Picatostes sin gluten (Esgir)

■ **Elaboración:**
• Lo primero que hacemos es poner los huevos a cocer en agua con un chorrito de vinagre y sal.

• Pelamos y partimos los tomates, hacemos lo mismo con las zanahorias. Pelamos el diente de ajo y le quitamos el germen del centro; ya sabéis que de esta forma evitamos que repita.

• Batimos todo muy bien hasta que quede fino, le añadimos el aceite, la sal y el vinagre al gusto.

• Una vez aliñado y con la espesura que queramos, reservamos en el frigorífico.

• Servir bien frío, con el huevo cocido picado y picatostes sin gluten por encima.

¿Sabías que existen varios tipos de zanahorias y no todas son naranjas? Aunque nunca las hayas visto, también hay zanahorias amarillas, rojas y moradas.

10 PALITOS SALADOS DE HOJALDRE

Estos palitos son perfectos para tomar de aperitivo, para acompañar una comida de pasta, para picar entre horas, para la merienda de nuestros niños o para sorprender en una celebración donde tengas invitados.

Para prepararlos puedes elegir las semillas o especias que más te gusten, pipas de girasol, semillas de sésamo, orégano, romero, tomillo o incluso queso parmesano. Yo he elegido una mezcla de semillas de lino y chía molidas sin gluten.

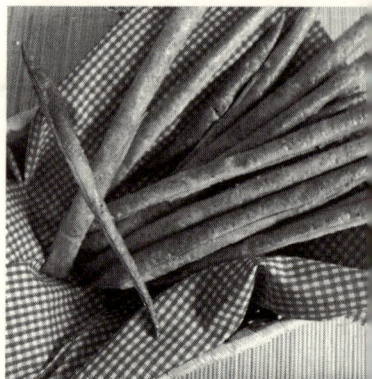

■ **Raciones: 4 / Tiempo de preparación: 35 minutos**

■ **Ingredientes:**
- 1 plancha de hojaldre sin gluten (Hacendado)
- 1 huevo
- Semillas de lino y chía molidas sin gluten (Diet Radisson)

■ **Elaboración:**
• Extendemos el hojaldre y lo estiramos un poquito con un rodillo. Pintamos la superficie con huevo batido.

• Cortamos la lámina en tiras de un dedo de ancho aproximadamente con ayuda de un cuchillo bien afilado o de un cortapizzas. Colocamos las tiras en una bandeja de horno sobre un papel de hornear y espolvoreamos las semillas por encima.

• Colocamos la bandeja a media altura y horneamos a 200 °C entre quince y veinte minutos o hasta que veamos que el hojaldre ha subido y está dorado. Hay que tener cuidado de que no se nos quemen en exceso.

11 PATÉ DE SALMÓN AHUMADO

Para los amantes de los patés, este de salmón ahumado es sencillo, fácil, muy rápido y muy cómodo para untar en un poquito de pan tostado sin gluten, en tortitas de maíz o incluso sobre una rodaja de pepino.

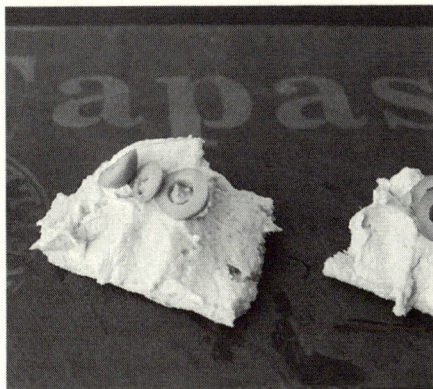

■ **Raciones: 4 / Tiempo de preparación: 10 minutos**

■ **Ingredientes:**
- 300 g de salmón ahumado, en este caso bajo en sal
- 200 g de queso crema blanco sin gluten (Philadelphia)
- 150 g de mantequilla tradicional (Central Lechera Asturiana)
- Una pizca de eneldo seco o en rama

■ **Elaboración:**
• Ponemos todos los ingredientes en la jarra de nuestro robot de cocina Mycook y trituramos durante tres minutos, a velocidad 7.

• Le damos varios golpes de Turbo hasta conseguir una textura fina.

• Retiramos con la ayuda de la espátula todo lo que quede por las paredes de la jarra.

Dejamos enfriar en la nevera antes de servir y listo.

12 EMPANADA DE PISTO, ATÚN Y HUEVO

A día de hoy, tenemos la suerte de que ya existen varias marcas muy conocidas en el mercado que comercializan masas de hojaldre sin gluten y que nos facilita mucho las cosas para elaborar empanadas en casa como esta.

Aquí os dejo esta empanada de pisto, atún y huevo. Si tienes poco tiempo, sé práctic@ como he hecho yo en esta ocasión y utiliza pisto de lata ya preparado.

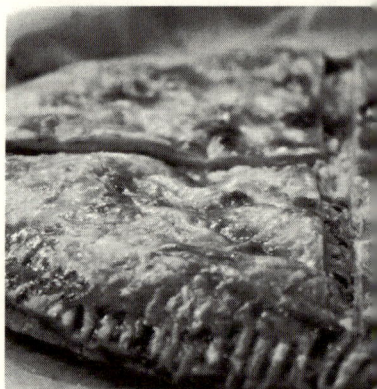

■ **Raciones: 4 / Tiempo de preparación: 50 minutos**

■ **Ingredientes:**
- 2 láminas de hojaldre sin gluten. Yo he utilizado hojaldre refrigerado de Hacendado
- 2 latas de pisto de verduras ecológico sin gluten (Hida)
- 3 latas de atún al natural (Hacendado)
- 3 huevos
- Agua

■ **Elaboración:**
• Lo primero que hacemos es cocer dos huevos en agua con sal y un chorrito de vinagre y precalentar el horno a 200 °C arriba y abajo.

• Colocamos una de las láminas de hojaldre sobre papel de horno en una bandeja. Repartimos el pisto con cuidado, sobre el pisto ponemos el atún bien escurrido y desmenuzado y por último incorporamos los huevos cocidos muy picados.

• Dejamos los laterales sin relleno para poder cerrar bien.

Tapamos con la otra lámina de hojaldre y sellamos bien los bordes con ayuda de un tenedor.

• Finalmente pintamos la empanada con un huevo batido antes de meter en el horno y hacemos una cruz en el centro.

• La metemos en el horno en la parte más baja y la dejamos entre 30-40 minutos arriba y abajo a 200 °C teniendo cuidado de que no se nos queme, pero que tampoco se quede cruda.

• Dejamos enfriar y a disfrutar.

¿Sabías que el origen de la empanada se remonta a la costumbre de rellenar panes con carne o verduras que los trabajadores en la Edad Media llevaban para consumirlos en el campo?

13 ALITAS DE POLLO CON SALSA BARBACOA

¿A qué niñ@ no le gustan unas buenas alitas de pollo con mucha salsa para comer con las manos y chuparse al final los dedos? Es un placer para ellos y también para nosotros.

Aquí te cuento cómo las hacemos en casa, con ayuda de nuestro robot de cocina y sin picante.

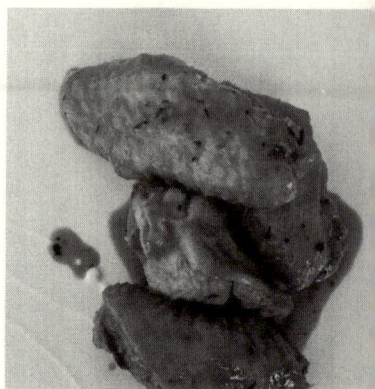

■ **Raciones: 4 / Tiempo de preparación: 60 minutos**

■ **Ingredientes:**
- 40 ml de aceite de oliva
- 150 g de cebolla
- 2 dientes de ajo
- 2 vasos dosificadores de nuestra Mycook de tomate tipo kétchup (Heinz)
- 2 cucharadas soperas de mostaza dulce sin gluten (Hacendado)
- 2 cucharadas soperas de miel de flores
- 2 cucharadas soperas de vinagre de vino
- 2 cucharadas soperas de zumo de limón
- Pimienta negra molida
- Sal
- 500 g de alitas de pollo, lo más pequeñas posible
- Sal

■ **Elaboración:**
• Lo primero que hacemos es elaborar nuestra salsa barbacoa en nuestro robot de cocina Mycook. Para ello calentamos el aceite durante un minuto, a 120°, velocidad 1.

- Añadimos la cebolla y los ajos y dejamos tres minutos, a 120°, velocidad 1.
- Agregamos el tomate kétchup y mezclamos un minuto, a 90°, velocidad 2.
- Incorporamos la mostaza y mezclamos de nuevo un minuto, a 90°, velocidad 2.
- Programamos tres minutos, a 80°, velocidad 2, y vamos añadiendo el resto de los ingredientes por arriba mientras la Mycook está en funcionamiento.
- Finalmente damos unos golpes de Turbo para dejar la salsa fina, y listo.
- Partimos las alitas de pollo por la mitad y una vez limpias, las salamos y las pintamos con nuestra salsa barbacoa.
- Colocamos la paleta mezcladora en las cuchillas de la Mycook, e incorporamos las alitas pintadas; si aún nos ha sobrado algo de salsa barbacoa, la añadimos por encima.
- Programamos 37 minutos, a 110°, velocidad 2.
- Servimos nuestras alitas calientes y acompañadas de unas patatas fritas recién hechas.

14 PATATAS GAJO ESTILO «DELUXE»

Seguro que muchos celíacos que leáis esto utilizáis de forma puntual cadenas de restaurantes de comida rápida que ofrecen opciones para nosotros, o ¿no? Pues si eres de los que pide estas patatas para acompañar tu hamburguesa, aquí tienes la receta.

A tus niños les encantarán y disfrutarán muchísimo comiéndolas.

Es un entrante ideal y también las puedes preparar para acompañar cualquier plato de carne.

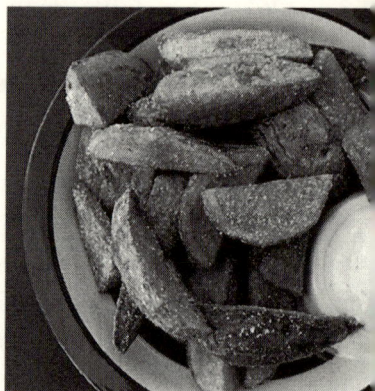

■ **Raciones: 3 / Tiempo de preparación: 40 minutos**

■ **Ingredientes:**
Para la salsa:
- 70 g de queso crema blanco sin gluten (Philadelphia)
- 75 g de mayonesa sin gluten (Ybarra)
- Media cucharada de albahaca molida
- Media cucharada de orégano molido
- Media cucharada de eneldo molido
- 2 cucharadas de mostaza dulce sin gluten (Hacendado)
- Media cebolleta tierna bien picadita o rallada
- Media cucharada de sal

Para las patatas:
- 1 litro y medio de agua
- 600 g de patatas, cortadas en gajos
- 50 g de harina de maíz sin gluten (Maizena)
- Media cucharada de pimentón dulce sin gluten (El ángel)

- 1 cucharada de orégano molido
- 1 cucharada de tomillo molido
- 1 cucharada de ajo molido
- Sal
- Aceite de oliva para freír después las patatas en sartén o freidora

■ **Elaboración:**

• Primero hacemos la salsa para que pueda reposar después en frío. Esto es muy sencillo, solo hay que incorporar todos los ingredientes en un bol y mezclarlos muy bien. Guardamos en la nevera.

• Para preparar las patatas ponemos el agua a hervir en la jarra de nuestro robot de cocina Mycook, programamos trece minutos, a 120°, velocidad 1.

• Mientras entra el agua en ebullición, lavamos muy bien las patatas con su piel, raspando con un cepillito debajo del grifo.

• Una vez limpias, partimos las patatas en gajos.

• Tras los tres minutos, ponemos los gajos en el cestillo y este dentro de la jarra y programamos cinco minutos, a 120°, velocidad 1.

• Mientras se cuecen los gajos preparamos en un bol una mezcla para rebozar los gajos antes de freírlos.

• Volcamos la harina y las especias (pimentón dulce, orégano molido, tomillo molido, ajo molido) en un bol y lo mezclamos bien.

• Cuando terminen las patatas de cocer, escurrimos muy bien el agua.

• Cuando estén bien escurridas, las volcamos en el bol de la mezcla de harina y especias y las rebozamos muy bien.

• A continuación, freímos las patatas en una sartén o en freidora en abundante aceite de oliva no excesivamente caliente, hasta que estén doraditas y hechas por dentro.

• Escurrimos las patatas fritas sobre papel de cocina.

• Acompañamos las patatas con la salsa y a disfrutar.

15 ALBÓNDIGAS DE CARNE CON SALSA DE TOMATE

En mi anterior libro ya incluí una receta de albóndigas, la diferencia es que aquí solo he utilizado carne de ternera, que suaviza mucho el sabor, y no están hechas al vapor, están fritas de forma tradicional y con una sencilla salsa de tomate. Suele ser uno de los platos preferidos de los más pequeños, así que dales el capricho y que no les falten nunca sus albóndigas.

Yo, una vez listas, normalmente las congelo en táperes pequeños, en porciones de dos, para que Claudia pueda comer cuando le apetezcan o llevárnoslas fuera si surge un plan espontáneo fuera de casa.

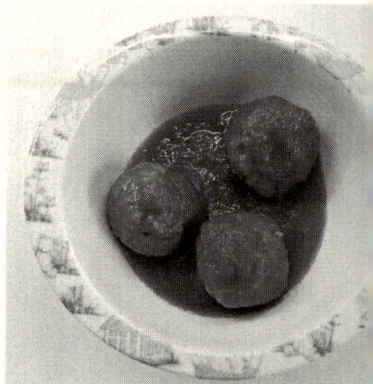

■ **Raciones: 6 / Tiempo de preparación: 45 minutos**

■ **Ingredientes:**
- Medio kilo de carne picada sin gluten, solo de ternera
- 1 chorrito de leche (semidesnatada y sin lactosa)
- 1 huevo
- Pan rallado sin gluten (Beiker)
- Perejil fresco molido
- Medio diente de ajo
- Sal
- Aceite de oliva
- Harina sin gluten (harina de maíz Maizena)

Ingredientes para la salsa:
- 1 cebolla
- Vino blanco
- 800 g de tomate natural triturado
- Sal
- Azúcar blanca

■ Elaboración:

• Mezclamos bien todos los primeros ingredientes en un bol grande, excepto el aceite y la harina sin gluten, hasta conseguir una masa homogénea.

• Una vez conseguida la masa, vamos dando forma con las manos a nuestras albóndigas, intentando que sean de tamaño similar.

• Una vez listas las albóndigas, rebozamos una por una, primero en pan rallado sin gluten y después en harina sin gluten.

• Las freímos en abundante aceite, escurrimos en papel absorbente y las reservamos en una cacerola.

• Para la salsa, lo que hacemos es cortar y pochar la cebolla despacito, en la misma sartén en la que hemos hecho previamente las albóndigas.

• Una vez pochada la cebolla, añadimos el tomate triturado y un chorrito de vino blanco, damos un golpe fuerte para que se evapore el alcohol y después dejamos que se cocine a fuego lento.

• Salamos y ponemos algo de azúcar para rebajar la acidez del tomate.

• Una vez que la salsa esté rica, incorporamos las albóndigas que teníamos reservadas.

• Corregimos de sal si hiciera falta y servimos caliente.

• Se puede acompañar con patatas fritas o con arroz blanco cocido.

16 TIBURONES DE PASTA GRATINADOS

Otro plato de pasta sin gluten para los más pequeños. En la actualidad podemos variar y los celíacos ya no solo tenemos que comer macarrones o espaguetis, ahora hay muchas más opciones. Aquí tenéis cómo preparar unos tiburones con beicon y gratinados en el horno.

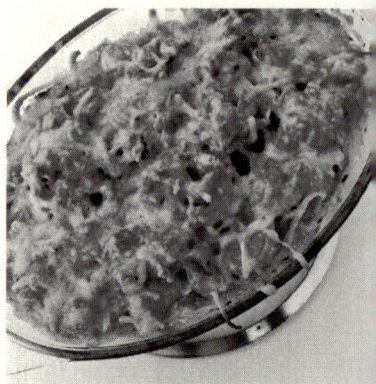

■ **Raciones: 4 / Tiempo de preparación: 30 minutos**

■ **Ingredientes:**
- 200 g de tiburones sin gluten (esta vez tiburones sin glu ten de la marca Gallo)
- Agua
- Sal
- Aceite de oliva
- 150 g de beicon ahumado sin gluten (Día)
- 400 g de tomate natural triturado
- Azúcar blanca
- Queso mozzarella rallado apto para gratinar (Hacendado)

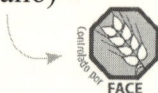

■ **Elaboración:**
• Cocemos la pasta en abundante agua hirviendo con sal y un chorrito de aceite de oliva. Una vez en su punto, escurrimos bien y reservamos. Yo la tengo doce minutos.

• Mientras se cuece la pasta cortamos el beicon en láminas finas y lo hacemos en una sartén amplia, con una pizca de aceite de oliva a fuego medio.

• Cuando el beicon esté frito y bien crujiente, incorporamos el tomate natural triturado, dejamos a fuego medio para que se fría, ponemos algo de sal, ponemos también algo de azúcar para quitar la acidez y dejamos que se cocine sin prisa, removiendo de vez en cuando.

• Una vez que el tomate esté listo, incorporamos los tiburones cocidos, mezclamos muy bien la pasta con la salsa y después colocamos todo en una fuente para horno.

• Añadimos abundante queso rallado por encima y gratinamos en el horno durante unos siete minutos.

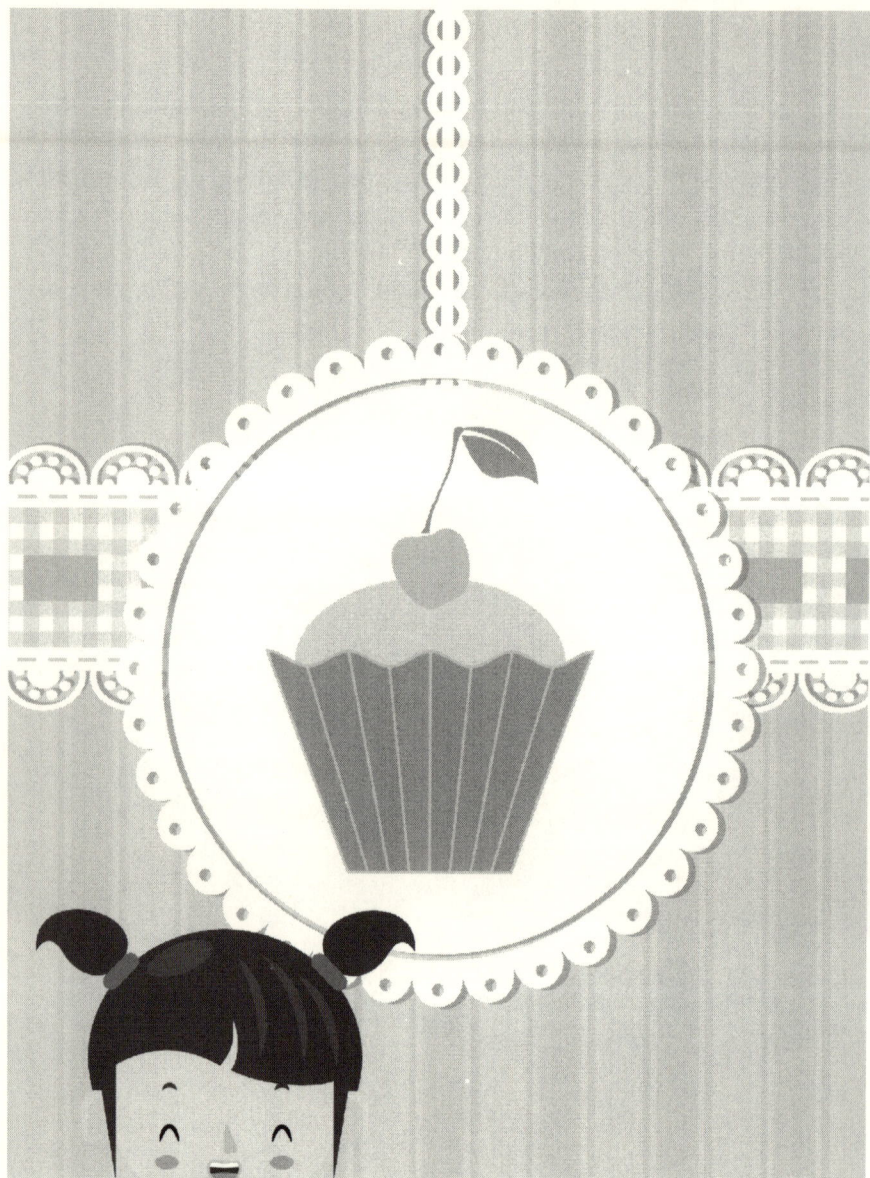

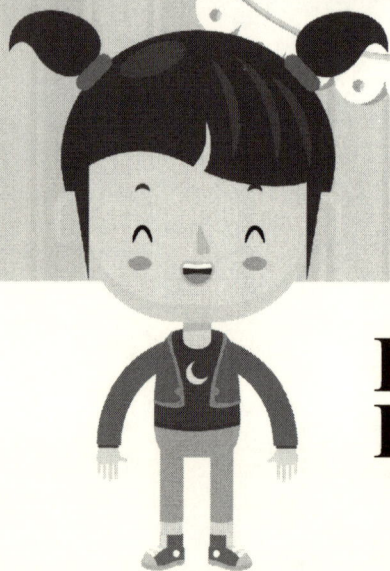

RECETAS
DULCES

1 TARTA TRES CHOCOLATES

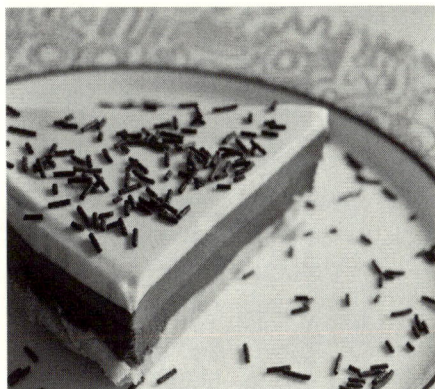

Esta tarta gusta a los más golosos de cada familia. Cada vez es más conocida y no me extraña nada porque está muy rica. Prepárala si a tu peque le gusta el chocolate. Utiliza todos los ingredientes sin gluten y no tendrás problemas. Es ideal para los cumpleaños.

Aquí te dejo como prepararla con el robot de cocina.

■ **Raciones: 8 / Tiempo de preparación: 45 minutos**

■ **Ingredientes:**
- 300 g de galletas de desayuno sin gluten (galletas tipo María de Gullón)
- 80 g de mantequilla clásica (Central Lechera Asturiana)
- 200 g de chocolate blanco para repostería sin gluten (Nestlé postres)
- 750 ml de nata (Central Lechera Asturiana)
- 750 ml de leche entera
- 3 sobres de cuajada en polvo sin gluten (Royal)
- 200 g de chocolate con leche para repostería sin gluten (Nestlé postres)
- 200 g de chocolate fondant sin gluten (Nestlé postres)
- Virutas de chocolate sin gluten para decorar (Hacendado)

■ **Elaboración:**
• Ponemos las galletas en el vaso y trituramos durante quince segundos, a velocidad 8.

• Bajamos lo que quede en las paredes y añadimos la mantequilla, mezclamos durante tres minutos, a 50°, velocidad 3. Ponemos esta mezcla, que será la base de nuestra tarta, en un molde redondo desmontable de 22-24 cm. Presionamos bien para que quede compacto.

• Sin lavar el vaso ponemos el chocolate fondant en trozos, 250 ml de nata, 250 ml de leche y un sobre de cuajada. Programamos siete minutos, a 90°, velocidad 5. Ponemos esta mezcla en nuestro molde sobre una cuchara para que al caer no rompa nuestra base. Reservamos en el frigorífico.

• Hacemos lo mismo con el chocolate con leche, lo ponemos en trozos en el vaso, 250 ml de nata, 250 ml de leche y un sobre de cuajada. Programamos siete minutos, a 90°, a velocidad 5. Ponemos esta mezcla sobre la primera, interponiendo una cuchara y reservamos de nuevo en el frigorífico.

• Por último, preparamos la última capa de la misma manera. Ponemos en el vaso el chocolate blanco en trozos, 250 ml de nata, 250 ml de leche y el último sobre de cuajada. Programamos siete minutos, a 90°, velocidad 5. Vertemos la última capa sobre la anterior, interponiendo una cuchara.

• Guardamos nuestra tarta en el frigorífico durante al menos cuatro horas para que cuaje bien.

• Desmoldamos con cuidado, decoramos con virutas de chocolate sin gluten y a disfrutar.

¿Sabías que según los últimos datos de consumo de chocolate, cada español consume alrededor de 3,5 kilos anuales de este alimento?

2 TARTA PETIT DE FRESA

Es importante que los peques de la casa tomen gran cantidad de lácteos. A Claudia todos los postres lácteos le encantan: yogures naturales, yogures de sabores, flanes, natillas y los «petit» de toda la vida también. Además, tenemos la suerte de que la mayoría de estos son sin gluten y aptos para celíacos. Si vuestros peques son como Claudia y les gustan los «petit», seguramente esta tarta les gustará también. La tarta queda muy suave, es muy refrescante y no excesivamente dulce. Prepárala de forma puntual (porque lleva mucha azúcar) para un algún evento familiar o con amigos y sorprenderás con sus estrellitas de colores.

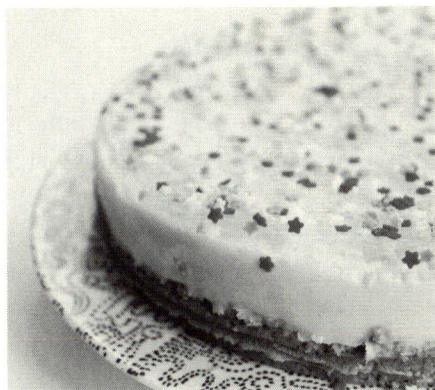

■ **Raciones: 8 / Tiempo de preparación: 30 minutos**

■ **Ingredientes:**
- 300 g de galletas de desayuno sin gluten (galletas tipo María de Gullón)
- 90 g de mantequilla clásica (Central Lechera Asturiana)
- 6 petit de fresa aptos (Danonino)
- 200 ml de nata líquida para montar y cocinar sin gluten (Pascual)
- 7 hojas de gelatina neutra (Hacendado)
- 200 ml de leche (semidesnatada y sin lactosa de Hacendado)
- 130 g de azúcar blanca
- 1 vaso de agua
- Estrellas pequeñas de colores para decorar sin gluten (Hacendado)

■ Elaboración:

• En primer lugar, desmenuzamos muy bien las galletas, te puedes ayudar con el palo del mortero. Después le añadimos la mantequilla derretida previamente en el microondas y formamos una masa que pondremos en el fondo del molde, apretamos bien y dejamos enfriar en la nevera.

• Hidratamos cinco de las siete láminas de gelatina neutra en un plato con agua fría durante varios minutos.

• Calentamos la leche en un cazo. Cuando esté a punto de hervir, escurrimos las hojas de gelatina que estaban en remojo y las añadimos a la leche. Movemos hasta que se disuelva. Reservamos.

• En un bol mezclamos la nata, los seis petit de fresa y 100 g de azúcar moviendo muy bien con la varilla.

• En ese mismo bol, añadimos poco a poco la leche (ya con la gelatina disuelta) y batimos hasta que se mezcle todo muy bien.

• Vertemos en el molde desmontable donde tenemos ya nuestra base preparada.

• Dejamos enfriar en la nevera mínimo de cuatro a seis horas. Cuánto más tiempo lo tengamos, más consistencia tendrá. Si lo dejas de un día para otro mucho mejor.

• Ponemos en remojo en agua fría durante tres minutos las otras dos hojas de gelatina que nos quedaban.

• Medimos agua con un vaso y calentamos en una cacerola pequeña junto con los 30 g de azúcar hasta que esté a punto de hervir.

• Escurrimos la gelatina y disolvemos en la cacerola junto con el agua. Reservamos hasta que se enfríe lo suficiente como para verterlo encima del relleno (tiene que estar templado para que no se derrita el relleno y no se mezclen).

• Colocamos nuestras estrellas de azúcar de colores para decorar y reservamos la tarta en la nevera un par de horas más, hasta que termine de cuajar.

3 NATILLAS

Las natillas siempre han sido uno de mis postres dulces preferidos, antes y después de mi diagnóstico, así que si tengo la oportunidad de pedirlo fuera de casa, siempre lo hago y comparto con Claudia, que tampoco dice que no a una natillas.

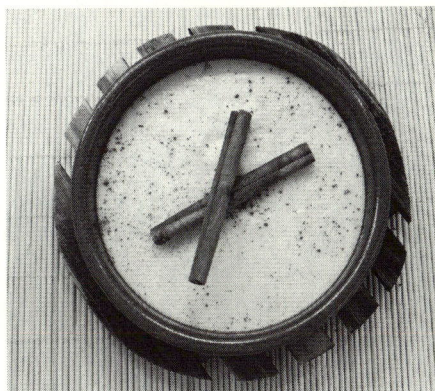

Si te apetece preparar unas ricas natillas en casa de forma rápida y limpia con el robot de cocina, aquí tienes la receta.

■ **Raciones: 4 / Tiempo de preparación: 30 minutos**

■ **Ingredientes:**
- 750 ml leche (semidesnatada y sin lactosa)
- 3 huevos, tamaño L
- 1 cucharada sopera de harina de maíz (Maizena)
- Unas gotas de aroma de vainilla apta (Dr. Oetker)
- 150 g azúcar blanca
- Canela en rama para decorar
- Canela en polvo sin gluten para decorar

■ **Elaboración:**
• Colocamos la paleta mezcladora en nuestro robot de cocina Mycook e introducimos todos los ingredientes en la jarra, excepto la canela en rama y en polvo, que reservamos para después.

• Programamos cinco minutos, a 90°, velocidad 3, sin colocar el vaso dosificador.

• Comprobar que no se han cortado, y si os gustan más espesas, programar algún minutillo más, pero con cuidado, sin pasarte, ya que se pueden cortar y tendrás que empezar de nuevo desde el principio.

• Ponemos las natillas en los moldes y dejamos que enfríen a temperatura ambiente.

• Una vez frías, añadimos la canela para decorar y las podemos guardar en la nevera y tapadas con papel film.

*Nota: Es importante que los huevos y la leche no estén fríos, tiene que estar todo a temperatura ambiente.

4 GRANIZADO DE MELÓN

Si eres como yo, te gusta mucho el melón y te encantan los granizados, prueba a preparar granizado de melón. Refrescante, dulce, hidratante, sabroso y para nuestros peques celíacos una alternativa más en verano, diferente al clásico granizado de limón.

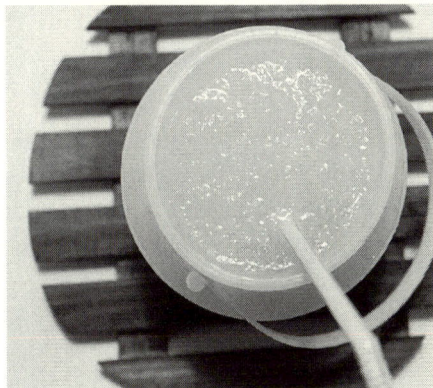

■ **Raciones: 2 / Tiempo de preparación: 10 minutos**

■ **Ingredientes:**
- 350 g de melón, sin piel ni pepitas
- 400 g de cubitos de hielo picados
- Medio limón
- 125 g de azúcar blanca

■ **Elaboración:**
• Ponemos en la jarra de nuestra Mycook el melón en tacos, el medio limón sin piel, ni pepitas y el azúcar y trituramos todo durante treinta segundos, a velocidad 7.
• Incorporamos el hielo por arriba y trituramos un minuto y medio, a velocidad progresiva 5-9.
• Servimos al momento.

¿Sabías que el melón es un poderoso antioxidante y retarda el envejecimiento, ya que su contenido en betacaroteno es de los más elevados de todas las frutas y hortalizas?

5 BIZCOCHO DE ZANAHORIA

Bizcocho sin gluten con un sabor muy suave para nuestros desayunos, meriendas o por si te entra hambre entre horas. De nuevo utilizo el robot de cocina y el horno que para los bizcochos es fundamental.

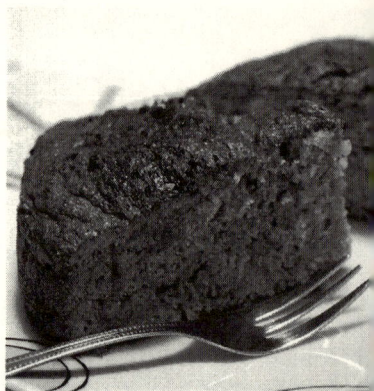

■ **Raciones: 8 / Tiempo de preparación: 75 minutos**

■ **Ingredientes:**
- 350 g de zanahoria
- 4 huevos grandes
- 250 g de azúcar moreno
- 60 ml de aceite de girasol
- 300 g de harina sin gluten
- Medio sobre de levadura seca sin gluten (Hacendado)
- Margarina de maíz (Artúa)

■ **Elaboración:**
• Lo primero que hacemos es precalentar el horno arriba y abajo a 200°.
• Pelamos las zanahorias, las cortamos en rodajas y las ponemos en la jarra de la Mycook, programamos veinte segundos, a velocidad 6 para que quede bien rallada. Reservamos en un bol.
• Sin limpiar la jarra, ponemos los huevos y el azúcar y programamos dos minutos y medio a velocidad 3.
• Añadimos el aceite y lo programamos un minuto, a velocidad 4.
En un bol grande mezclamos bien la harina con la levadura seca. Lo añadimos a la jarra. Mezclamos todo muy bien hasta que quede una masa grumosa y compacta.
• Engrasamos con margarina de maíz un molde de veinte centímetros y dejamos que se haga en el horno a 175°, unos cincuenta minutos.
• Dejamos enfriar antes de servir y listo.

¡Que lo disfrutéis!
La maternidad es muy
dura en determinadas
ocasiones, pero siempre
es maravillosa.
Celíacos unidos,
celíacos felices.

BIBLIOGRAFÍA

1. Asociación de celíacos y sensibles al gluten. Celíacos Madrid. https://www.celiacosmadrid.org/comer-sin-gluten/fuera-de-casa/en-el-colegio/

2. Cooke Kaz. Embarazada. La guía indispensable para madres primerizas. Ediciones B.

3. El niño celíaco. Una guía para los colegios. www.celiacosbaleares.org. Asociación de celíacos y sensibles al gluten. Celíacos Madrid.

4. Faccio Dany e ilustración de Carlos Andújar. Manual ilustrado del singlutenista.

5. La celiaquía en el cole. Una guía de celicidad.net.

6. Mamánatural.com https://www.mamanatural.com/lang/es/tapon-mucoso/

7. Manual de la enfermedad celíaca. FACE (Federación de Asociaciones de Celíacos de España).

8. Medlineplus. La prueba de Apgar https://medlineplus.gov/spanish/ency/article/003402.htm

9. Ministerio de Sanidad, Servicios Sociales e Igualdad. Servicio de Evaluación del Servicio Canario de la Salud (SESCS). Protocolo para el diagnóstico precoz de la enfermedad celíaca.

10. Web consultas Healtcare S.A.

11. https://www.webconsultas.com/embarazo/control-prenatal/que-es-el-exudado-vagino-rectal

AGRADECIMIENTOS

Gracias a Claudia, mi mini celíaca, por existir y por demostrarme lo que es el verdadero amor. No dejo de aprender cada día de ti.

Gracias a Javi, mi marido, por ser un excelente padre, no tengo ninguna duda de que es el mejor que Claudia podría tener. Gracias por ser mi compañero de vida y por elegirme para formar nuestra familia sin gluten.

Gracias a los abuelos de Claudia, a mi madre y a mis suegros, vuestra ayuda y apoyo día a día es fundamental y se nota vuestra presencia en la felicidad que la niña irradia a cada segundo.

Gracias al resto de mi familia y a la de Javier por mostrarnos vuestro apoyo, sobre todo cuando llegó su diagnóstico a los dos años.

Gracias a Isabel, de nuevo mi editora, gracias por seguir confiando en mí en esta segunda historia y por darme total confianza y absoluta libertad.

Gracias a todos los seguidores que me leéis a través de mi blog y seguís mis aventuras, recetas sin gluten y momentos que comparto con vosotr@s en mis perfiles en las redes sociales. Sois la gasolina que hace que mi vehículo sin gluten continúe su camino y no se pare.

Gracias a mis lectores, aquellos que leísteis mi primera historia, que me acompañasteis en las firmas de libros y compartisteis vuestras fotos con el mismo, solo espero que no dudéis en leer esta segunda parte. Somos un equipo.